Praveenkumar S. Ramdurg

Prevalência de Doenças Sistémicas em Pacientes com Doenças Periodontais

Praveenkumar S. Ramdurg

Prevalência de Doenças Sistémicas em Pacientes com Doenças Periodontais

ScienciaScripts

Imprint

Cover image: www.ingimage.com

This book is a translation from the original published under ISBN 978-620-2-05076-0.

Publisher:
Sciencia Scripts
is a trademark of
Dodo Books Indian Ocean Ltd. and OmniScriptum S.R.L publishing group

120 High Road, East Finchley, London, N2 9ED, United Kingdom
Str. Armeneasca 28/1, office 1, Chisinau MD-2012, Republic of Moldova, Europe
Printed at: see last page
ISBN: 978-620-8-24392-0

Índice

RESUMO

PREVALÊNCIA DE DOENÇAS SISTÉMICAS EM PACIENTES COM DOENÇA PERIODONTAL

AUTORES: Dr. Praveenkumar S. Ramdurg, Professor Associado, Departamento de Medicina Oral e Radiologia, PMNM Dental College and Hospital, Bagalkot, Karnataka.

Antecedentes e objectivos: A periodontite tem sido associada a uma série de doenças sistémicas, tais como diabetes, doenças cardiovasculares, doenças respiratórias, distúrbios ósseos, doenças renais e alergias a medicamentos. Este estudo teve como objetivo determinar se existe uma diferença significativa na prevalência de doenças sistémicas em pacientes com doença periodontal e pacientes sem doença periodontal.

Metodologia: Foram incluídos no estudo 600 pacientes que frequentavam o departamento ambulatório da Faculdade de Medicina Dentária e Hospital P.M.N.M, Bagalkot. Estes pacientes foram divididos em dois grupos: Grupo I - pacientes com doença periodontal (casos) e Grupo II - pacientes sem doença periodontal (controlos). A prevalência de doenças sistémicas foi avaliada através de um questionário de saúde auto-referido. As condições periodontais foram avaliadas utilizando o Índice Periodontal de Russell (PI).

Resultados: Os doentes com doença periodontal tinham uma maior prevalência de doenças sistémicas em comparação com os doentes sem doença periodontal. Além disso, a prevalência de doenças sistémicas foi mais comum no grupo etário médio e idoso. A hipertensão, a diabetes mellitus, as alergias a medicamentos, os distúrbios CVS, o cancro e a radioterapia foram os mais prevalentes e estatisticamente significativos entre os casos e os controlos.

Conclusão: Devido à elevada frequência de condições médicas, a avaliação exaustiva da história clínica dos pacientes deve ser um primeiro passo obrigatório no diagnóstico e tratamento das doenças dentárias.

Palavras chave: Doenças sistémicas, Doença periodontal, Questionário de saúde auto-referido, Radiovisiografia.

LISTA DE ABREVIATURAS

ANCOVA	Analysis of Covariance
AIDS	Acquired Immunodeficiency Syndrome
CA	Cancer
CVS	Cardiovascular
COPD	Chronic obstructive pulmonary disease
GIT	Gastrointestinal
HIV	Human Immunodeficiency Virus
OD	Odd's ratio
p- VALUE	Probability value
PI	Periodontal Index
RT	Radiotherapy
SD	Standard Deviation
SPSS	Statistical Package for Social Sciences
t- VALUE	Student's 't' test value

Capítulo 1. Introdução

As ciências da saúde encontram-se numa fase de grande transição. A nível macro, os avanços científicos e tecnológicos estão a definir novos paradigmas para a medicina dentária aos quais a teoria tradicional pode não se aplicar.

A doença periodontal pode influenciar a morbilidade e a mortalidade de doenças sistémicas, constituindo um tópico de investigação de grande interesse atual[1.] Os estudos neste domínio mostram grandes variações na conceção, realização e tipo de medição da saúde periodontal, bem como nos procedimentos de recolha de dados médicos de saúde. A saúde oral tem sido avaliada através da utilização de variáveis clínicas e radiográficas, bem como de diferentes índices .[2]

As infecções microbiológicas orais podem também afetar o estado de saúde geral. De facto, estudos em animais e de base populacional sugerem agora que as doenças periodontais podem estar associadas a doenças e condições sistémicas, incluindo doenças cardiovasculares, diabetes, doenças respiratórias, resultados adversos na gravidez e osteoporose. Uma melhor compreensão desta correlação ajudará os profissionais dentários e médicos a determinar a melhor abordagem para o paciente .[3]

A maioria dos estudos sobre a relação entre a infeção oral e as doenças sistémicas está relacionada com a doença periodontal, de longe a infeção oral mais comum. O termo doença periodontal é utilizado para descrever um grupo de condições que causam inflamação e destruição do aparelho de fixação dos dentes (ou seja, gengiva, ligamento periodontal, cemento radicular e osso alveolar). A doença periodontal é causada por bactérias encontradas na placa dentária e foram identificadas cerca de 10 espécies como possíveis agentes patogénicos da doença periodontal, principalmente bastonetes gram-negativos. *Actinobacillus actinomycetemcomitans, Porphyromonas gingivalis* e *Bacteroides forsythus* são as bactérias gram-negativas mais frequentemente associadas à periodontite[4] . As lesões periodontais exibem uma inflamação gengival, bem como a destruição do ligamento periodontal e do osso alveolar. Isto leva à perda óssea e à migração apical do epitélio juncional, resultando na formação de bolsas periodontais[5] . Num artigo de revisão recente, Page propôs que a periodontite pode afetar a suscetibilidade do hospedeiro à doença sistémica de três formas: através de factores de risco partilhados, através de biofilmes subgengivais que actuam como reservatórios de bactérias gram-negativas e através do periodonto que actua como reservatório de mediadores inflamatórios .[6]

Estão a ser feitos progressos extraordinários na compreensão da relação entre a doença periodontal e a saúde sistémica. A periodontite é uma das doenças mais antigas e mais comuns dos seres humanos, tendo sido, em tempos, considerada como uma consequência inevitável do envelhecimento. No entanto, aprendemos ao longo do tempo que nem todas as pessoas, nem todas as populações, correm o mesmo risco de desenvolver periodontite. Um número crescente de trabalhos epidemiológicos e experimentais tem ajudado a identificar factores de risco específicos e indicadores de risco, permitindo uma melhor compreensão do que torna um indivíduo mais suscetível à doença periodontal. Estes novos conhecimentos dão cada vez mais ênfase ao papel importante que os factores, doenças e condições sistémicas podem desempenhar na causa e progressão das doenças periodontais .[7]

A periodontite é uma doença crónica comum caracterizada pela perda de osso alveolar e de tecido de suporte do dente. É uma afeção multifatorial em que a placa bacteriana desempenha um papel importante na iniciação e progressão da doença. A manifestação da doença depende, no entanto, da interação entre o microrganismo infecioso e a resposta do hospedeiro. Sabe-se que factores como o envelhecimento, o tabagismo e as doenças sistémicas aumentam o risco de periodontite. Assim, é evidente que a saúde sistémica pode influenciar a saúde periodontal .[8]

O possível papel das doenças sistémicas no início ou na modificação da evolução da doença periodontal é claramente complexo. É geralmente aceite que várias condições podem dar origem a um aumento da prevalência, incidência ou gravidade da gengivite e da periodontite, sendo estas categorizadas. Muitas condições enquadram-se em mais do que uma categoria e, para várias condições, apenas existem relatos de casos, enquanto noutras áreas existe uma extensa literatura .[9]

Em 1974, Brasher e Rees examinaram a incidência de doenças sistémicas em 644 pacientes periodontais e descobriram que mais de 39,9% dos pacientes tinham um resultado positivo[10] . Os registos de 391 pacientes militares no ativo e reformados que necessitavam de terapia periodontal foram analisados quanto a condições sistémicas de todos os pacientes examinados. 47,3% relataram distúrbios sistémicos[11] . Um relatório de Eggleston sobre 1.125 pacientes dentários na Austrália revelou que mais de 35% deles tinham doenças sistémicas .[12]

Assim, um breve levantamento da literatura indica a importância da história clínica e da avaliação médica completa dos pacientes periodontais.

Tendo em conta o exposto, este estudo foi realizado para estimar a prevalência de doenças sistémicas em pacientes periodontais.

Capítulo 2. Finalidades e objectivos

O estudo é efectuado para estimar:

1. A prevalência de doenças sistémicas em pacientes com doenças periodontais.

2. Determinar se existe uma diferença significativa na prevalência de doenças sistémicas em pacientes com doenças periodontais e pacientes sem doença periodontal.

3. Avaliar a gravidade variável da periodontite em relação à idade, ao sexo e à presença de doenças sistémicas.

Capítulo 3. Revisão da literatura

Novas investigações reconheceram definitivamente uma relação bidirecional clinicamente relevante entre a periodontite e certas doenças e condições sistémicas que são significativas para o dentista na prática diária e também para o médico .[13]

As doenças periodontais são doenças orais caracterizadas pela infeção e inflamação das estruturas de suporte dos dentes, incluindo o ligamento periodontal, o cemento e o osso alveolar (Figura 1). A forma mais ligeira de doença periodontal é a gengivite, que é a inflamação das gengivas caracterizada por vermelhidão, inchaço e tendência para sangrar. A periodontite é uma forma destrutiva e mais grave de doença periodontal. Está associada a uma flora microbiana complexa que contém aproximadamente 500 entidades bacterianas diferentes e vários vírus humanos. Muitos destes microorganismos possuem um potencial de virulência significativo. Algumas bactérias periodontopáticas, como a *A. actinomycetemcomitans* e *a P. gingivalis*, são exclusivas da cavidade oral, onde podem causar infecções periodontais crónicas e disseminar-se na circulação sistémica, afectando outros órgãos. Grande parte da destruição dos tecidos periodontais observada na periodontite é causada pela libertação mediada pelo hospedeiro de citocinas pró-inflamatórias, como a IL-1 e o TNF-a, pelos tecidos locais e pelas células imunitárias em resposta às bactérias .[14]

Estudos recentes indicam que a periodontite pode produzir um grande número de alterações na saúde sistémica. Os investigadores demonstraram uma associação significativa entre a periodontite e o enfarte cerebral agudo/acidente vascular cerebral[15, 16] , a falha na substituição de articulações/órgãos e a diálise renal[17, 18] , as doenças coronárias[16, 19, 20] , o baixo peso à nascença prematuro, a pneumonia por aspiração[21] e a diabetes[22] . (Figura 2).

Recentemente, vários relatórios têm implicado doenças periodontais de longa duração no desenvolvimento de doenças sistémicas. A relação entre a doença periodontal e a doença sistémica deu origem a uma nova disciplina em periodontologia denominada "Medicina Periodontal", proposta pela primeira vez por Offenbacher no Workshop Mundial de Periodontia de 1996 .[23]

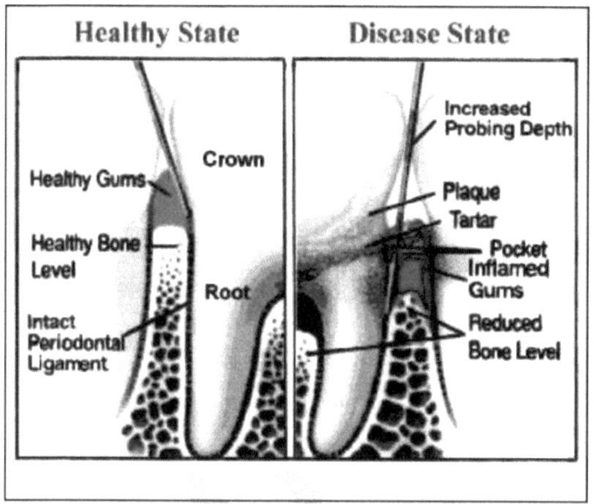

Figure 1. Periodontal structures involved in periodontal disease. Various stages exist during tissue inflammation/destruction, ranging from slight gum irritation to extensive tissue inflammation and resultant bone loss.

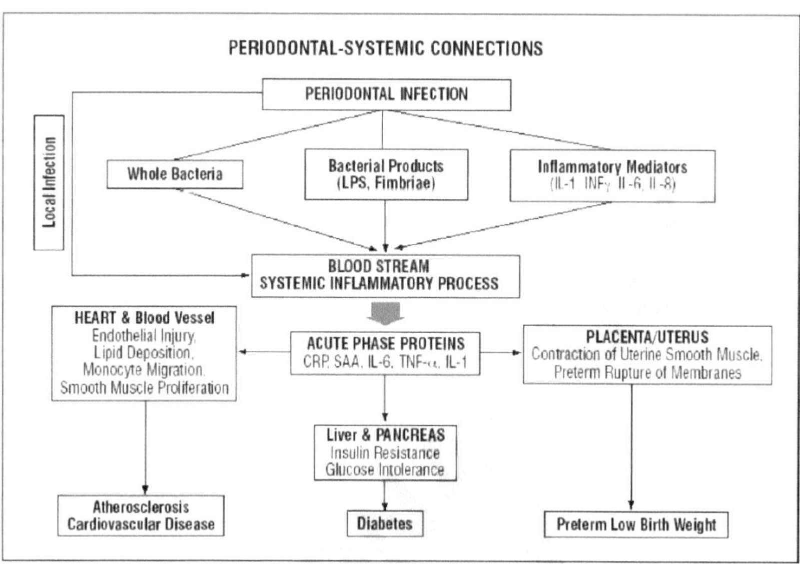

Figure 2. Immune responses and putative mechanisms proposed to link periodontal disease and systemic diseases.

Panorama histórico

Hipócrates e outros, ao longo dos séculos, especularam que as doenças orais poderiam influenciar a morbilidade e a mortalidade das doenças sistémicas. Walter D. Miller, um dentista americano, publicou em 1981 um artigo clássico na revista "Dental Cosmos" intitulado "A boca humana como foco de infeção". Referiu que os microrganismos ou os seus produtos residuais conseguem entrar em partes do corpo adjacentes ou distantes da boca. Enumerou várias doenças sistémicas que pensava terem origem num foco de infeção oral, incluindo gangrena, tuberculose, meningite, sífilis, aftas, angina de Ludovici, actinomicose, noma, septicemia e pneumonia. Em 1900, William Hunter, um médico britânico, afirmou que a infeção crónica da cavidade oral ("sepsia oral") podia induzir doenças infecciosas como amigdalite, inchaços glandulares, infeção do ouvido médio, endocardite ulcerosa, empiema, meningite e osteomielite. Frank Billings substituiu o termo "espsis oral" pelo termo "infeção focal" (a infeção focal é definida como qualquer infeção causada pela disseminação de bactérias ou dos seus produtos tóxicos a partir de um foco de infeção distante), salientando a origem bacteriana do foco ou da lesão e o potencial de disseminação para uma infeção sistémica. Mavo foi um dos principais porta-vozes da teoria da infeção focal e Galloway implicou a infeção distante como causa de aborto espontâneo, pielite, mastite, flebite, anemia e toxemia na gravidez. Com base na teoria da infeção focal, alguns médicos recomendavam a remoção profiláctica de todos os dentes infectados para evitar possíveis focos de infeção. Cecil e Angevine foram os primeiros a relatar que as extracções de boca inteira não melhoravam a saúde geral dos doentes com artrite reumatoide .[24, 25]

Por fim, um editorial do Journal of American Medical Association afirmava que a hipótese da infeção focal tinha caído em desuso, uma vez que "muitos doentes com doenças causadas por focos de infeção não ficaram livres de sintomas com a remoção dos focos. Muitos doentes com estas mesmas doenças não têm um foco de infeção evidente; além disso, os focos de infeção são tão comuns em pessoas aparentemente saudáveis como naquelas com doença". No entanto, a possível relação entre infecções orais e várias condições sistémicas tem intrigado os investigadores contemporâneos e a validade da teoria da infeção focal está a ser novamente avaliada utilizando a metodologia de investigação atual .[25]

Nos últimos 70 anos, vários clínicos astutos na área da medicina dentária observaram e registaram a relação entre as periodontopatias e as manifestações sistémicas da doença. A influência das condições sistémicas no ambiente oral e, em especial, no periodonto, há muito que é reconhecida e apoiada por provas científicas. No entanto, só recentemente se começou a estabelecer uma base de evidência para a influência da doença periodontal na saúde sistémica geral. A investigação fascinante tem vindo a corroer o conceito tradicional de que as infecções orais, como a periodontite, são simplesmente entidades locais cujos efeitos se limitam aos tecidos orais. Embora as observações clínicas de muitos profissionais tenham sugerido durante muito tempo que as doenças periodontais podem ter efeitos sistémicos generalizados, só recentemente é que uma investigação científica rigorosa apoiou este conceito. A relação entre a saúde ou doença periodontal e a saúde ou doença sistémica deu origem a uma nova disciplina em periodontologia denominada "Medicina Periodontal", proposta pela primeira vez por Offenbacher no Workshop Mundial de Periodontia de 1996 .[24, 25 26]

Foi realizado um estudo para determinar a prevalência de doenças sistémicas em séries de pacientes e para avaliar se é necessário um historial médico detalhado dos pacientes que recebem tratamento periodontal. Os pacientes que necessitavam de tratamento periodontal extensivo num departamento de medicina dentária do hospital Brooke General foram questionados relativamente à sua história médica anterior como um procedimento de rotina na sua avaliação geral. Aqueles que apresentavam sinais e sintomas sugestivos de distúrbios sistémicos foram encaminhados para uma clínica médica apropriada para avaliação.

Os registos de 391 pacientes externos, 379 do sexo masculino e 12 do sexo feminino, com idades compreendidas entre os 19 e os 79 anos, foram analisados quanto à presença de doenças sistémicas que pudessem afetar a gestão ou o tratamento periodontal. As doenças sistémicas foram classificadas em categorias gerais de sensibilidade a medicamentos, distúrbios hormonais, distúrbios gastrointestinais, distúrbios neuro-psiquiátricos, problemas sanguíneos e vasculares, doenças cardíacas, doenças pulmonares, deficiências ósseas e articulares graves.

Os resultados mostram que, à medida que a idade aumenta, uma percentagem cada vez maior de doentes apresenta complicações sistémicas. 256 doentes tinham idade igual ou superior a 40 anos (65,5%) e, quando os doentes com idade superior a 40 anos foram considerados num único grupo, 143 (56,5%) apresentaram factores de complicação sistémica. Uma vez que muitos doentes apresentavam múltiplas doenças sistémicas, o número total destas doenças excede largamente o número de doentes com factores sistémicos.

O maior fator sistémico isolado foi a sensibilidade aos medicamentos, com 80 (20,5%) doentes. A segunda condição mais comum é o grupo vascular sanguíneo, com 61 (15,6%) doentes. A categoria seguinte mais comum foi a das perturbações cardíacas, com 31 (7,9%) doentes neste grupo .[10]

O estudo foi realizado para determinar a incidência de certas doenças sistémicas entre os pacientes que se apresentam para tratamento periodontal. Os pacientes que necessitavam de tratamento periodontal foram incluídos no estudo e foram questionados relativamente ao seu historial médico. Os pacientes com sinais ou sintomas de doenças sistémicas activas para as quais não pareciam estar a receber qualquer tratamento ou para as quais o tratamento não parecia ser eficaz, foram encaminhados para clínicas médicas adequadas para avaliação.

Um total de 644 pacientes externos, 327 do sexo masculino e 317 do sexo feminino, com idades compreendidas entre os 19 e os 59 anos, foram examinados quanto à presença de doenças sistémicas que poderiam afetar o tratamento do paciente.

Os resultados mostram os factores de complicação sistémica por grupo etário e sexo. Uma percentagem mais elevada (43,8%) de mulheres apresentou complicações sistémicas do que os homens (33%). Além disso, a incidência de complicações sistémicas aumentou com o avançar da idade. No entanto, os homens no grupo etário dos 50-59 anos tiveram uma incidência ligeiramente inferior (47,7%) à dos homens no grupo etário dos 40-49 anos (53,8%). A combinação de pacientes do sexo masculino e feminino por categorias etárias mostra 39,9% de incidência de doenças sistémicas para a população total estudada.

O maior fator sistémico isolado foi a sensibilidade a medicamentos, com 104 ou 16,1% de todos os doentes a relatarem essa história. Os distúrbios cardíacos (6,9%), hormonais (4,8%) e vasculares (4,7%) foram os seguintes factores mais comuns .[11]

As pessoas que se voluntariaram para participar num estudo para avaliar a eficácia de um dentífrico inibidor de cálculo foram solicitadas a preencher um questionário de história clínica. O questionário médico foi preenchido por 209 homens e 320 mulheres. Os participantes do estudo tinham idades compreendidas entre os 21 e os 58 anos. 56% dos participantes tinham um historial de uma ou mais doenças sistémicas. Os participantes com idades compreendidas entre os 41 e os 50 anos registaram a maior prevalência de tais doenças (64%). As alergias e sensibilidades a medicamentos foram registadas em 33,6% dos casos. Os distúrbios gastrointestinais foram os seguintes em termos de frequência notificada, com 13,4%, seguidos da hipertensão arterial, com 7,9%, e os antecedentes de cancro, doença cardíaca, febre reumática e distúrbios hormonais foram notificados em menos de 10% .[27]

O objetivo da investigação é avaliar o estado periodontal de pacientes com Diabetes Mellitus Insulino-Dependente (IDDM) para determinar se a doença periodontal é uma complicação da IDDM. Foram utilizadas duas populações como controlos: pacientes selecionados aleatoriamente da clínica dentária ambulatória que não tinham diabetes e irmãos saudáveis dos pacientes com IDDM em estudo. O estudo também avaliou a correlação entre a prevalência e a gravidade da doença periodontal no grupo IDDM e outros factores, incluindo a placa supragengival, a idade, o início e a duração da diabetes.

Foi selecionada uma população de 263 doentes com IDDM e 208 indivíduos de controlo (composta por 59 irmãos não diabéticos e 149 doentes não diabéticos não aparentados) das clínicas ambulatórias de diabetes e de medicina dentária.

Os sujeitos deste estudo foram submetidos a testes laboratoriais padrão e a um exame clínico para determinar o seu estado médico e dentário. A avaliação médica inclui análise dietética, historial médico e exame físico. Além disso, foram efectuadas avaliações periódicas da glucose no sangue, análises à urina e outros testes laboratoriais. A avaliação oral consiste num exame das membranas mucosas orais e das estruturas associadas. Foi efectuado um exame dentário para determinar a doença periodontal, incluindo radiografias, sondagem da bolsa periodontal, avaliação da mobilidade dentária e o índice de placa de Silness e Loe.

A comparação estatística entre os controlos e os doentes com IDDM foi feita para os doentes com menos de 19 anos, que também foram comparados em termos de idade e raça.

Entre os indivíduos com idades compreendidas entre os 11 e os 18 anos, a periodontite foi encontrada em 14 de 142 (9,8%) dos doentes com IDDM e em dois de 116 (1,7%) dos controlos não diabéticos. Esta diferença é estatisticamente significativa. Não foi encontrada periodontite nos indivíduos com 10 anos de idade ou menos em nenhum dos grupos. Entre os não diabéticos, não relacionados com os controlos, foram encontrados dois casos de periodontite. Um é a periodontite juvenil localizada e o outro caso de periodontite associada a margens salientes nas coroas.

A relação entre a periodontite e a idade na IDDM é a seguinte: antes dos 12 anos, há pouca ou nenhuma periodontite; entre os 13 e os 18 anos, cerca de 10% têm periodontite; e após os 19 anos, mais de 25% têm periodontite.

Noutra análise, a duração da diabetes foi mantida entre dois e cinco anos, e o número de doentes IDDM com periodontite grave foi tabulado. Dos pacientes IDDM com menos de 12 anos, 2,5% tinham doença periodontal; enquanto que entre aqueles com idades compreendidas entre os 13 e os 19 anos, 20% tinham doença periodontal. Estes resultados sugerem que a idade cronológica é mais importante na determinação da gravidade da doença periodontal do que a duração da diabetes.

Nos doentes com IDDM com periodontite ligeira ou moderada, os primeiros molares e incisivos apresentam frequentemente perda óssea. Nos doentes com periodontite grave, a perda óssea é mais generalizada; no entanto, os incisivos e os primeiros molares apresentam menos perda óssea do que os outros dentes .[22]

O estudo foi realizado para estimar a prevalência de problemas médicos em pacientes periodontais em três ambientes diferentes: consultório dentário privado, escola de medicina dentária e uma clínica hospitalar.

Foi pedido a quatro periodontistas independentes que recolhessem aleatoriamente dados dos seus ficheiros sobre pacientes que estivessem a ser tratados ou que tivessem sido tratados periodontalmente. Dois periodontistas recolheram dados dos seus consultórios dentários privados, outro de um centro dentário académico e outro ainda de uma clínica hospitalar. Foram obtidas as seguintes informações do registo de cada paciente: idade, sexo, problemas médicos. Os formulários de história médico-dentária utilizados nos três locais diferentes eram essencialmente os mesmos. Os problemas médicos foram divididos em várias categorias: cardiovasculares, respiratórios, ortopédicos, neurológicos, psiquiátricos, toxicodependência (incluindo álcool), endócrinos, gastrointestinais, genitourinários, dermatológicos, hematológicos, doenças infecciosas, problemas oculares, auditivos, nasais e da garganta, alergias, ginecológicos e tumores (benignos/malignos). O fator idade foi também dividido em três grupos: 20 a 40, 41 a 60 e 61 a 90.

A análise da tabela de contingência do Qui-quadrado foi utilizada para testar a diferença na prevalência de problemas médicos nos três grupos de pacientes periodontais. A mesma análise foi utilizada para demonstrar se a idade e o sexo estão significativamente relacionados com a coexistência de problemas médicos.

Os registos médico-dentários de 581 pacientes foram obtidos de três fontes diferentes: 232 de dentistas particulares, 175 de pacientes de escolas de medicina dentária e 174 de clínicas hospitalares.

Verificou-se uma diferença significativa na prevalência de problemas médicos entre as três populações. Nos consultórios dentários privados, 27,6% dos pacientes periodontais tinham problemas médicos; os pacientes da escola dentária tinham 46,3% e os da clínica hospitalar tinham 74,1%. Quando os três grupos foram combinados e divididos em subgrupos de pacientes com e sem problemas médicos, havia mais pacientes sem problemas médicos (52,8%) do que com (47,1%). No entanto, este facto não foi estatisticamente significativo.

Uma vez que muitos doentes têm mais do que um problema médico, o número total de problemas excedeu o número de doentes registados.

A doença cardiovascular foi a condição médica mais prevalente entre os três grupos, representando 26% do total de pacientes registados. Esta categoria inclui hipertensão, hipotensão, defeitos cardíacos congénitos, enxerto abdominal e prolapso da válvula mitral. A segunda categoria mais comum foi a dos problemas ortopédicos (10,8%). Esta categoria inclui artrite, prótese da anca e fracturas. Os 29,8% restantes foram distribuídos entre outras condições médicas que foram organizadas em grau de frequência. Comparando a frequência dos dois problemas médicos mais comuns entre os três grupos de pacientes periodontais, os cardiovasculares foram menos comuns nos consultórios dentários privados do que nos pacientes da escola dentária ou da clínica hospitalar. Os problemas ortopédicos foram mais frequentemente encontrados na clínica hospitalar e nos pacientes da faculdade de medicina dentária.

Dentro de cada grupo de pacientes periodontais, o género não estava significativamente relacionado com a presença de um problema médico. No entanto, a idade foi um fator altamente significativo. Como esperado, a prevalência de problemas médicos aumentou com o avanço da idade. O grupo da clínica hospitalar teve uma prevalência significativamente maior de problemas médicos para aqueles com 20 a 40 anos de idade.

Comparando a distribuição etária entre os três prestadores de cuidados dentários, foi demonstrada uma diferença significativa entre estes grupos. No entanto, os pacientes das escolas de medicina dentária e os grupos das clínicas hospitalares tinham uma distribuição semelhante. O grupo do consultório dentário privado tinha mais pacientes com idades compreendidas entre os 41 e os 60 anos e menos com idades compreendidas entre os 60 e os 90 anos .[28]

O estudo foi realizado para comparar a frequência e a natureza dos problemas médicos entre três tipos muito diferentes de consultórios dentários: um consultório geral privado urbano, um consultório de especialidade privado suburbano e um grande consultório hospitalar universitário.

As fichas dos pacientes foram revistas aleatoriamente em três tipos de consultórios dentários e foi determinado o número e o tipo de problemas médicos registados na história clínica.

Os participantes no estudo receberam instruções para analisar entre 300 e 400 processos de doentes. Foi fornecido a cada participante um formulário normalizado de introdução de dados.

Foi feita uma avaliação inicial de cada ficha para determinar se existia um problema médico e esta constatação foi registada. Se estivesse presente um problema, era ainda determinado se o paciente tinha um único ou vários problemas médicos. Um problema médico foi definido como "qualquer condição, passada ou presente, que pudesse afetar o tratamento dentário atual do paciente". Foram omitidas as condições passadas que já não eram relevantes para o tratamento dentário, ou seja, um curso curto de esteróides num passado distante. Os participantes classificaram então a natureza do problema médico numa das 42 categorias apresentadas na folha de dados. Os problemas que não puderam ser classificados numa das áreas especificadas foram anotados. Para facilitar a avaliação e a apresentação dos dados, foram utilizados doze grandes grupos de doenças. No total, foram analisadas 1 083 fichas. Destas, 355 eram de clínica geral, 396 de clínica de especialidade e 332 de clínica hospitalar.

Todos os exames das fichas foram efectuados pelo dentista participante. Antes do início do estudo, foram estabelecidas diretrizes para o diagnóstico médico específico, de modo a assegurar a uniformidade da avaliação. A história clínica inicial dos pacientes foi obtida em cada consultório através da utilização de um formulário de história clínica padrão seguido de uma entrevista conduzida pelo dentista.

Os consultórios incluídos foram selecionados com base na diversidade clínica, geográfica e socioeconómica. O consultório I é um consultório urbano de clínica geral com oito anos de existência, localizado na proximidade de uma grande universidade. O consultório II é um consultório de especialidade (periodontologia) com dez anos de existência. O consultório III é um consultório de grupo geral e de especialidade situado num grande hospital universitário. Os pacientes encaminhados para o consultório especificamente para avaliação ou tratamento de doenças sistémicas ou pacientes internados foram excluídos do estudo.

Foi incluído um número aproximadamente igual de homens e mulheres. A idade média dos doentes era de 33 anos para a clínica geral, 43 anos para a clínica de especialidade e 38 anos para a clínica hospitalar.

Os resultados mostram que a frequência de problemas médicos variou significativamente entre os consultórios estudados. A percentagem de pacientes com condições médicas que afectam o tratamento dentário foi mais elevada na clínica de especialidade (64%), em comparação com a clínica hospitalar (56%) ou a clínica geral (48%). Embora a frequência geral dos problemas fosse mais elevada no consultório da especialidade, o consultório do hospital tinha mais pacientes com problemas médicos múltiplos, conforme determinado pelo rácio de problemas médicos por paciente.

A natureza dos problemas médicos assinalados pelos pacientes por grandes grupos de diagnósticos foi relativamente consistente entre os consultórios estudados. As reacções a medicamentos e as doenças do sistema cardiovascular foram claramente as mais comuns.

A classificação de problemas médicos específicos demonstrou alguma diferença entre os grupos estudados, embora, em geral, as semelhanças superassem as dissemelhanças. Nos três grupos, as reacções a medicamentos, a hipertensão, as doenças psiquiátricas (incluindo o abuso de drogas e de álcool) e os sopros cardíacos foram frequentemente observados entre os cinco primeiros em termos de frequência .[29]

Foi realizado um estudo para testar a hipótese de que o número de pacientes com problemas de saúde tratados em clínicas dentárias está a aumentar. Os objectivos do estudo foram determinar a frequência relativa e o perfil das condições médicas na população de pacientes de uma escola de medicina dentária durante 10 anos (1976 e 1986); comparar os diferentes tipos de condições médicas em pacientes tratados na escola de medicina.

Os dados foram acumulados através da análise de uma população típica de pacientes adultos da escola de medicina dentária (N=3000) que receberam tratamento numa clínica da escola de medicina dentária em dois momentos diferentes; 1.500 pacientes foram selecionados aleatoriamente em 1976 e 1.500 em 1986. Os dados foram avaliados a partir do estado de saúde dos pacientes por estudantes de medicina dentária do terceiro e quarto anos. Todos os dados foram verificados por um membro do corpo docente e a fiabilidade dos intérpretes foi padronizada. Os métodos de avaliação física, registo da história clínica e consultas médicas não diferiram significativamente entre o inquérito de 1976 e o inquérito de 1986.

As condições médicas foram reconhecidas e classificadas por três métodos: primeiro, pela resposta ao questionário de história clínica, pergunta de acompanhamento e entrevista. Em segundo lugar, os achados físicos observados durante o exame clínico (tensão arterial elevada, pulsação rápida) identificaram uma potencial condição médica. Em terceiro lugar, foi obtida uma consulta médica com os médicos dos pacientes para aqueles com diagnóstico ou suspeita de doença sistémica que poderia ser complicada pelo tratamento dentário. Os pacientes com sinais ou sintomas que sugerissem a presença de uma condição médica significativa eram encaminhados para diagnóstico e tratamento definitivos.

Os resultados deste estudo, obtidos através da compilação dos dados dos dois anos (1976 e 1986), não indicaram uma diferença na idade média dos indivíduos nem uma diferença significativa na distribuição por género. A análise estatística (teste t de Student bicaudal) revela uma diferença significativa na frequência e no perfil das patologias encontradas nos dois grupos de pacientes. O mais significativo é o facto de a percentagem de doentes atendidos com patologia médica ter aumentado de 7,3% para 24,6% ($p<0,001$). A prevalência de doenças cardiovasculares aumentou de 45,4% para 59% ($p<0,01$); a percentagem de cancro aumentou de 0,8% para 2,1% ($p<0,01$); e a prevalência de doentes com diabetes aumentou de 3,7% para 6,7% ($p<0,01$). Além disso, as doenças sexualmente transmissíveis aumentaram de 0,4% para 2,4% ($p<0,01$), e o número de pacientes com hepatite B e substituição de articulações também aumentou.

Outras condições (doenças respiratórias, hemorragias e doenças renais, alergias) não diferiram significativamente entre os dois períodos .[30]

Foi realizado um estudo para testar a hipótese de que o número de pacientes com problemas de saúde tratados em clínicas dentárias está a aumentar. Os objectivos do estudo foram determinar a frequência relativa e o perfil das condições médicas na população de pacientes de uma escola de medicina dentária durante 10 anos (1976 e 1986); comparar os diferentes tipos de condições médicas em pacientes tratados na escola de medicina.

Os dados foram acumulados através da análise de uma população típica de pacientes adultos da escola de medicina dentária (N=3.000) que receberam tratamento numa clínica da escola de medicina dentária em dois momentos diferentes; 1.500 pacientes foram selecionados aleatoriamente em 1976 e 1.500 em 1986. Os dados foram avaliados a partir do estado de saúde dos pacientes por estudantes de medicina dentária do terceiro e quarto anos. Todos os dados foram verificados por um membro do corpo docente e a fiabilidade dos intérpretes foi padronizada. Os métodos de avaliação física, registo da história clínica e consultas médicas não diferiram significativamente entre o inquérito de 1976 e o inquérito de 1986.

As condições médicas foram reconhecidas e classificadas por três métodos: primeiro, pela resposta ao questionário de história clínica, pergunta de acompanhamento e entrevista. Em segundo lugar, os achados físicos observados durante o exame clínico (tensão arterial elevada, pulsação rápida) identificaram uma potencial condição médica. Em terceiro lugar, foi obtida uma consulta médica com os médicos dos pacientes para aqueles com diagnóstico ou suspeita de doença sistémica que poderia ser complicada pelo tratamento dentário. Os pacientes com sinais ou sintomas que sugerissem a presença de uma condição médica significativa eram encaminhados para diagnóstico e tratamento definitivos.

Os resultados deste estudo, obtidos através da compilação dos dados dos dois anos (1976 e 1986), não indicaram uma diferença na idade média dos indivíduos nem uma diferença significativa na distribuição por género. A análise estatística (teste t de Student bicaudal) revela uma diferença significativa na frequência e no perfil das patologias encontradas nos dois grupos de pacientes. O mais significativo é o facto de a percentagem de doentes observados com patologias médicas ter aumentado de 7,3% para 24,6% ($p<0,001$). A prevalência de doenças cardiovasculares aumentou de 45,4% para 59% ($p<0,01$); a percentagem de cancro aumentou de 0,8% para 2,1% ($p<0,01$); e a prevalência de doentes com diabetes aumentou de 3,7% para 6,7% ($p<0,01$). Além disso, as doenças sexualmente transmissíveis aumentaram de 0,4% para 2,4% ($p<0,01$), e o número de pacientes com hepatite B e substituição de articulações também aumentou.

Outras condições (doenças respiratórias, hemorragias e doenças renais, alergias) não diferiram significativamente entre os dois períodos .[31]

O estudo foi efectuado para determinar se a diabetes está associada a doença periodontal destrutiva. A população do estudo é constituída por 1.342 índios Pima ou Tohono-O'odham, membros de duas tribos estreitamente relacionadas da comunidade indígena de Gila River, com mais de 5 anos de idade, independentemente do seu estado de saúde, aos quais é pedido que participem no exame normalizado que inclui uma história clínica, um exame físico e laboratorial, um teste de tolerância à glucose e um exame dentário.

O estado diabético do sujeito é determinado pelos resultados de um teste de tolerância à glucose oral de 2 horas modificado, efectuado de acordo com os critérios da OMS. Considera-se que um sujeito tem diabetes se este critério for cumprido, ou se uma revisão do registo médico revelar documentação de um diagnóstico de diabetes.

O CPOD foi registado e o sistema de classificação de Dean para a fluorose dentária (IF) foi pontuado através do exame de todos os dentes na boca do paciente. O estado da periodontite foi avaliado por sondagem clínica e por análise radiográfica. Foram registados os seguintes parâmetros: Índice de Cálculo (IC), Índice de Placa (IP) e Índice Gengival (IG). Foi utilizada uma sonda padronizada com código de cores para medir a profundidade de sondagem e a perda de inserção da sonda desde a junção cemento-esmalte até à profundidade da bolsa. O osso alveolar interproximal, como a percentagem de perda óssea desde a junção cemento-esmalte até ao ápice do dente, foi medido na radiografia.

Os indivíduos foram excluídos se faltasse qualquer um dos seis dentes indicadores ou seus substitutos; tivessem história de febre reumática ou outros problemas que exigissem antibióticos profilácticos; estivessem grávidas, o cálculo obstruísse a JCE; não estivessem disponíveis radiografias adequadas; ou fossem crianças com dentição mista.

A prevalência e a gravidade da doença periodontal destrutiva foram determinadas através da medição da perda de inserção à sondagem e da perda óssea alveolar crestal interproximal aparente radiograficamente, dois indicadores independentes mas correlacionados da destruição periodontal. Apenas o estado diabético, a idade e a presença de cálculo subgengival foram significativamente associados a uma maior prevalência e gravidade da doença periodontal destrutiva nesta população. O estado diabético foi significativa e fortemente relacionado com a prevalência da doença após o ajuste para os efeitos das variáveis demográficas e vários índices de saúde oral, incluindo o Índice de Placa.

Os indivíduos com diabetes tipo 2 têm um risco aumentado de periodontite destrutiva com um rácio de probabilidades de 2,81 quando a perda de inserção é utilizada para medir a doença. O rácio de probabilidade para indivíduos diabéticos foi de 3,43 quando a perda óssea foi utilizada para medir a destruição periodontal. Estes resultados demonstram que a diabetes aumenta em cerca de três vezes o risco de desenvolver doenças periodontais destrutivas. Além disso, a diabetes aumenta o risco de desenvolver doença periodontal de uma forma que não pode ser explicada com base na idade, sexo, higiene ou outras medidas dentárias .[32]

Este estudo examina a frequência das condições médicas em pacientes periodontais, utilizando um questionário de saúde auto-administrado, obtido através de uma entrevista direta com o paciente para garantir a sua validade.

Foram obtidas informações sobre o historial médico de 590 pacientes, 270 do sexo masculino (45,9%) e 391 do sexo feminino (54,1%). Estes pacientes foram tratados para várias condições periodontais. Um questionário médico padronizado foi preenchido pelo paciente e depois revisto com o paciente pelo periodontista examinador para obter resultados exactos. Apenas as condições médicas que um paciente tinha na altura do exame oral foram utilizadas para categorizar o paciente como positivo para uma determinada condição.

Os tipos de problemas de saúde detectados foram classificados nos seguintes grupos gerais: alergias a medicamentos, problemas cardiovasculares, gastrointestinais, ósseos e articulares, diabetes mellitus, doenças endócrinas que não a diabetes, problemas psicogénicos, respiratórios, cancro ativo, disfunção renal e anemia. No total, foram detectadas 423 patologias. Os pacientes com qualquer achado que fosse questionável e determinado como potencial fator modificador do tratamento foram encaminhados para consulta médica. A idade dos doentes variava entre os 18 e os 78 anos, sendo que quase dois terços tinham 40 anos ou mais.

Os resultados mostraram que a condição com a maior incidência auto-relatada foi a alergia a medicamentos, com quase 22% dos doentes a relatarem uma reação positiva a medicamentos específicos. De longe, a maior parte das reacções relacionadas com medicamentos foi à penicilina, seguida da codeína, da aspirina e, por último, do grupo das sulfonamidas.

As doenças cardiovasculares foram as segundas doenças mais frequentemente registadas, com uma incidência de 20%. A maioria destes doentes estava a ser tratada para a hipertensão. Outras doenças cardíacas proeminentes incluíam defeitos congénitos e valvulares, disritmias, doenças ateroscleróticas, angina e pós-infarto/cirurgia de bypass. As categorias seguintes mais significativas foram as doenças endócrinas, exceto a diabetes (principalmente desequilíbrios hormonais) com 7,3% e as doenças gastrointestinais (predominantemente úlceras) com um grau de frequência de 6,6%.

A frequência dos achados médicos aumentou com o aumento da idade. O grupo mais velho (>60 anos) apresentou uma frequência de quase 70% de problemas sistémicos, em comparação com a taxa de frequência geral de 52,5% para todos os grupos etários. As mulheres referiram uma frequência mais elevada de problemas de saúde do que os homens (57,1% contra 42,9%). Globalmente, a prevalência de problemas de saúde tanto nos homens como nas mulheres foi de 52,54% .[33]

Os dados combinados do Normative Ageing Study (NAS) e do Dental Longitudinal Study (DLS) do U.S. Department of Veterans affairs proporcionam uma oportunidade valiosa para efetuar uma avaliação prospetiva da relação entre as doenças orais e as doenças cardiovasculares.

O DLS foi iniciado em 1968 para avaliar a distribuição e os factores determinantes das alterações e doenças orais em 1.221 homens saudáveis, residentes na comunidade e sistematicamente inscritos no seu estudo longitudinal principal, o Normative Aging Study. O NAS, iniciado em 1961, era composto por 2.280 homens residentes na comunidade, com idades compreendidas entre os 21 e os 80 anos no momento da entrada no estudo e sem doenças crónicas conhecidas no início do acompanhamento. As subamostras de indivíduos DLS foram selecionadas principalmente com base em critérios de saúde geral e estatuto socioeconómico, sem ter em conta o estado de saúde oral de base. Com um intervalo de aproximadamente 3 anos, os participantes do DLS foram submetidos a um exame exaustivo que avaliou uma vasta gama de possíveis condições de saúde oral, incluindo o estado clínico e radiográfico do periodonto. Foram concluídos seis ciclos de exames, abrangendo um período de 18 anos a partir da linha de base.

Neste estudo, a doença coronária total (DCC) inclui casos de enfarte do miocárdio não fatal, angina de peito e mortes por DCC. O enfarte do miocárdio foi diagnosticado apenas quando documentado por alterações inequívocas do eletrocardiograma, por uma elevação diagnóstica das enzimas séricas (transaminase glutâmico-oxaloacética sérica e desidrogenase láctica) juntamente com desconforto torácico consistente com enfarte do miocárdio, ou por achados de autópsia. A angina de peito foi diagnosticada como desconforto torácico recorrente com duração até 15 minutos, que era aliviado com repouso ou nitroglicerina. A morte foi atribuída à doença coronária com base nas causas subjacentes de morte codificadas como rubrica 410-414, de acordo com a Oitava Revisão da Classificação Internacional da Doença. O AVC foi diagnosticado através da história e do exame físico que detectou um défice neurológico sustentado consistente com trombose cerebral.

O exame de base do NAS incluiu uma história clínica, um exame físico e uma variedade de testes laboratoriais bioquímicos. Medidas clínicas e radiográficas tomadas em cada exame oral DLS para cada sujeito .[34]

O estudo foi realizado para testar a hipótese de que os indivíduos com doença periodontal teriam uma maior prevalência de artrite reumatoide do que os indivíduos sem doença periodontal. O objetivo secundário era testar a hipótese de que os indivíduos com artrite reumatoide teriam uma maior prevalência de formas avançadas de destruição periodontal do que os doentes com doença periodontal mas sem artrite reumatoide. O estudo foi realizado com base em dados recolhidos através de um questionário de saúde auto-referido.

No total, foram incluídos no estudo 1412 indivíduos com idades compreendidas entre os 20 e os 70 anos. No âmbito do estudo, foram identificados dois grupos. O grupo da periodontite (PG) foi obtido a partir do estudo dos registos de 809 indivíduos consecutivos encaminhados para tratamento periodontal. Os restantes constituíram o grupo geral (GP) e consistiram em 603 indivíduos consecutivos que frequentaram uma clínica para tratamento dentário geral (para além do tratamento periodontal referido).

A prevalência e a gravidade da periodontite foram determinadas a partir da documentação nos registos dentários de cada indivíduo e da avaliação de radiografias dentárias anteriores, utilizando a classificação modificada de Hugoson e Jordan (1982).

Para determinar a prevalência da artrite reumatoide, foram obtidos os registos dentários dos doentes e foi avaliado o último questionário médico-dentário. Para serem identificados como sofrendo de artrite reumatoide, os pacientes não só devem ter relatado a presença de tal condição, mas também devem ter documentado a prescrição de medicação consistente com tal condição (a medicação incluía vários AINEs, metotrexato, etc.). A avaliação dos registos para a presença de doenças cardiovasculares e diabetes mellitus também foi feita no grupo periodontal, uma vez que estas duas condições sistémicas foram bem documentadas pela sua associação com a periodontite e, por conseguinte, forneceriam uma medida de validade aos dados da artrite reumatoide. Para que um indivíduo seja incluído nestes grupos, não só tem de ter relatado a presença de tal condição, como também tem de ter, nos seus registos, documentação da prescrição de um medicamento consistente com a presença de doença cardiovascular ou diabetes mellitus.

Após a recolha dos dados, foram utilizadas análises de teste t para determinar as diferenças na prevalência de periodontite e artrite reumatoide, na coorte estudada, utilizando o mesmo teste. As diferenças na prevalência de periodontite moderada a grave em indivíduos com artrite reumatoide foram também avaliadas em relação aos indivíduos sem artrite reumatoide.

A prevalência de artrite reumatoide no grupo periodontal foi de 3,95%, significativamente maior do que a encontrada no grupo geral 0,66% ($p<0,05$). Entre os 36 indivíduos que relataram ter artrite reumatoide e estavam a tomar os medicamentos prescritos, 33 (92%) tinham evidência radiográfica de perda óssea alveolar moderada a grave.

A prevalência de Periodontite moderada a grave no grupo de Periodontite (44,5%) foi, como esperado, muito maior do que no grupo geral (0,1%). No grupo periodontal, 20 de 32 (62,5%) dos doentes com artrite reumatoide sofriam de formas avançadas de destruição periodontal. Apenas entre os doentes sem artrite reumatoide, 340 de 777 (43,8%) sofriam de formas mais avançadas de doença periodontal. Assim, os doentes com artrite reumatoide tinham mais probabilidades ($p<0,05$) de ter perda óssea moderada a grave do que formas mais ligeiras de doença.

Para testar a validade da utilização de informações auto-relatadas, os autores também determinaram a prevalência de doenças cardiovasculares (DCV) auto-relatadas (14,2%) e diabetes mellitus (DM) (6,1) no grupo periodontal. Embora estes valores sejam um pouco mais elevados do que os registados na população em geral. (Nathan 1993, Saskatchewan Heart Health Program 1997)[35]

Foi realizado na Faculdade de Medicina Dentária da Universidade do Mississipi um estudo sobre a prevalência da hipertensão e para ver que variáveis poderiam ser utilizadas para identificar as pessoas com maior risco de sofrer de hipertensão na população de pacientes da faculdade de medicina dentária.

O estudo envolveu uma análise retrospetiva de 3.665 pacientes consecutivos tratados por estudantes de medicina dentária durante o ano de 1993 a 1997. Os registos de pacientes tratados por residentes de medicina dentária de clínica geral e os atendidos na clínica de urgência foram omitidos devido a diferenças no protocolo de registo. Cento e quarenta (140) registos não estavam disponíveis para revisão, e 84 registos adicionais estavam incompletos e, portanto, não foram revistos.

Um investigador foi treinado para rever os registos, recolher os dados e introduzir a informação numa base de dados informática. Ao analisar os registos, os indivíduos foram separados em duas categorias: os que tinham diagnóstico de hipertensão e os que não tinham diagnóstico. Um doente foi considerado diagnosticado se referisse ter sido diagnosticado com hipertensão na história clínica; se o médico do doente fosse consultado e declarasse que o doente tinha o diagnóstico de hipertensão; ou se o doente estivesse a tomar um medicamento anti-hipertensivo. Um indivíduo foi registado como não diagnosticado se não tivesse sido historicamente identificado como hipertenso, mas apresentasse uma leitura elevada da pressão arterial no rastreio inicial (leitura sistólica superior a 140 mm Hg ou leitura diastólica superior a 90 mm Hg)

A tensão arterial do doente na consulta de rastreio foi determinada e registada pelos estudantes de medicina dentária. Os estudantes deviam comunicar os valores altos ou baixos aos professores para verificação. Os estudantes podem ter utilizado um esfigmomanómetro automático calibrado ou um estetoscópio e um esfigmomanómetro automático calibrado com uma braçadeira de tamanho adequado.

A informação demográfica obtida de cada registo incluía o número de identificação do doente, idade, raça, sexo, nível de escolaridade e profissão. Os sinais vitais obtidos a partir do registo foram a primeira leitura sistólica, a primeira leitura diastólica e o peso e altura do doente. Os indivíduos foram considerados com excesso de peso se o seu índice de massa corporal fosse superior a 27.

A medicação anti-hipertensiva foi registada e categorizada por modo de ação: bloqueadores adrenérgicos, diuréticos, inibidores da enzima de conversão da angiotensina e bloqueadores dos canais de cálcio. Não foram registados medicamentos como os vasodilatadores que podem ser prescritos por outras razões que não o controlo da hipertensão. Foi registada a lista de problemas dos doentes, que referia doenças médicas e dentárias; no entanto, as alergias não foram consideradas uma doença.

Análise estatística dos 1021 indivíduos estudados, 609 tinham o diagnóstico de hipertensão e 412 não tinham diagnóstico mas apresentavam uma pressão arterial elevada. A prevalência de hipertensão diagnosticada nesta população de doentes foi de 16,6%. No entanto, essa percentagem aumentou para 27,9% quando se incluíram no cálculo os doentes não diagnosticados que apresentavam uma tensão arterial elevada.

Os idosos referem mais frequentemente ter sido diagnosticados com hipertensão do que os jovens.

Os indivíduos foram agrupados em grupos etários de 10 anos (20 a 30, 30 a 39, etc.), e em cada grupo foram comparados os indivíduos diagnosticados e não diagnosticados. Após este ajustamento para a idade, não se verificou qualquer diferença estatisticamente significativa entre os indivíduos diagnosticados e os não diagnosticados no que respeita à raça, ao sexo, ao nível de escolaridade, à profissão ou ao IMC. Para além disso, a informação obtida a partir da lista de problemas dos pacientes indicou que as pessoas diagnosticadas com hipertensão não eram mais propensas a ter doença periodontal, ter cáries, ser desdentadas ou necessitar de cirurgia oral do que as que apresentavam pressão arterial elevada.

Os indivíduos diagnosticados com idade entre 50 e 59 anos eram mais propensos a ter outros problemas médicos e/ou diabetes mellitus ($P<0,01$) e menos propensos a usar tabaco ($P<0,001$). Os indivíduos diagnosticados com 70 anos ou mais eram mais propensos a ter outros problemas médicos ($P<0,001$) .[36]

O objetivo do estudo era investigar a relação entre a saúde oral e as doenças cardiovasculares fatais.

Foi efectuada uma investigação epidemiológica em 1970-71. Uma amostra estratificada da população, 1393 indivíduos com idades compreendidas entre os 18 e os 66 anos, foi submetida a um exame odontológico que consistiu numa investigação clínica, em 88% também radiográfica, e numa entrevista. O exame clínico incluiu o registo de cáries, número de dentes remanescentes, restauração dentária, presença de placa bacteriana (Green e Vermillion 1964) e saúde periodontal (Russell 1956). Na investigação radiográfica intra-oral, foram utilizadas 18 radiografias em pessoas totalmente dentadas. A perda óssea marginal foi medida na parte mesial e distal dos dentes.

Num acompanhamento em 1997, a taxa de mortalidade da amostra durante os anos 19701996 foi registada, bem como a causa da morte de acordo com a certidão de óbito. Em 34% dos casos, a causa da morte foi determinada por autópsia.

Durante o período de estudo 1970-1996, 27% dos homens e 20% das mulheres morreram. Em 49% das certidões de óbito, a DCV foi registada como a principal causa de morte. A prevalência de doenças cardiovasculares na amostra em 1970 foi de 7% e 18% destes indivíduos morreram entre 1970 e 1996 devido a esta doença.

Foram encontradas correlações múltiplas entre as variáveis independentes. Na linha de base, a perda óssea marginal, o número de dentes remanescentes, o número de lesões apicais e o número de superfícies com cárie foram significativamente correlacionados entre si ($p<0,05$). A perda óssea marginal e o número de dentes perdidos estavam significativamente aumentados nos indivíduos com doença cardiovascular em 1970. O grau de perda óssea marginal, o número de superfícies dentárias com cárie e a presença de placa bacteriana estavam significativamente aumentados nos fumadores em comparação com os não fumadores.

Para indivíduos com menos de 45 anos de idade, o rácio de probabilidades de incidência ajustado à idade de morte devido a DCV foi de 2,7 ($p=0,04$) se os indivíduos com perda óssea marginal média >10% fossem comparados com indivíduos com perda óssea marginal média <10%. Se o estrato de indivíduos com menos de 45 anos de idade for limitado aos fumadores, o odds ratio é de 3,4 ($p=0,03$).

No geral, os autores concluíram que a saúde dentária é um indicador de risco de morte por DCV, especialmente em combinação com outro fator de risco, os hábitos tabágicos.[37] O objetivo do presente estudo é determinar a relação entre a saúde dentária e as doenças cardiovasculares numa população sueca adulta. Este estudo é realizado em colaboração com a Statistics Sweden (SCB), utilizando a sua base de dados LINDA, um registo longitudinal do rendimento e da riqueza na Suécia.

Foi enviado um questionário a 4811 pessoas selecionadas aleatoriamente, incluindo todas as pessoas entre os 20 e os 84 anos de idade que viviam na Suécia em 1 de janeiro de 1998. O questionário contém 52 perguntas sobre hábitos de cuidados dentários, saúde oral, doenças cardiovasculares e situação socioeconómica.

Os odds ratios para todas as doenças cardiovasculares (DCV) e para os subgrupos enfarte do miocárdio, acidente vascular cerebral e hipertensão arterial foram calculados com um modelo de regressão logística ajustado para a idade, o sexo, o tabagismo, o rendimento, o estado civil e a educação. Estes rácios foram calculados para indivíduos com idade superior a 41 anos, uma vez que poucas pessoas sofrem de DCV antes desta idade.

De 4811 questionários, 2839 (59%) foram devolvidos, 1588 (33%) imediatamente, 391 (8,1%) após o primeiro lembrete, 621 (12,9%) após o 2nd e 239 (5%) após o 3rd . Da amostra original de 5000, 189 indivíduos foram excluídos do estudo, uma vez que faleceram ou emigraram desde que a amostra foi efectuada. 1577 tinham 41 anos de idade ou mais.

Os autores encontraram uma associação significativa entre sangramento gengival auto-relatado (odds ratio 1,60, p=0,0017), presença de dentaduras (odds ratio 1,57, p=0,0076) e DCV conhecida.

No entanto, não foi detectada qualquer associação entre dentes soltos, bolsas profundas e doenças cardiovasculares conhecidas.

Os resultados indicam que a saúde oral e, especialmente, a inflamação gengival estão associadas a DCV .[38]

A investigação foi conduzida como um estudo retrospetivo baseado na seleção consecutiva de pacientes no Departamento de Periodontologia. Foram incluídos no estudo os pacientes referenciados durante o período de 1995 a 1999. Os critérios de inclusão foram pelo menos 20 dentes remanescentes, uma idade mínima de 40 anos e um questionário de saúde adequadamente preenchido.

A amostra do estudo incluiu 1006 indivíduos, referenciados por cerca de 350 médicos dentistas. Os indivíduos são 426 do sexo masculino e 580 do sexo feminino, que cumpriram os critérios acima referidos. A partir dos registos dentários e do questionário de saúde, as variáveis registadas foram: idade, sexo, hábitos tabágicos; número de dentes presentes; número de sítios periodontais doentes com uma profundidade de sondagem igual ou superior a 5 mm; presença auto-relatada de doenças cardiovasculares, hipertensão, diabetes, artrite reumatoide, alergias, distúrbios psicogénicos e estado de saúde auto-percebido.

A doença mais frequente foi a alergia, registada em 24,2% dos doentes, e a menos frequente foi a artrite reumatoide (3,4%). A presença de doença cardiovascular foi mais frequente nos homens, enquanto a prevalência de artrite reumatoide, diabetes, doença psicogénica, doenças endócrinas e alergia foi mais elevada no sexo feminino. 49,4% dos doentes tinham pelo menos uma destas doenças.

Verificou-se que a presença de doenças cardiovasculares, hipertensão, diabetes, artrite reumatoide ou um mau estado de saúde auto-referido estavam significativamente associados a um menor número de dentes remanescentes, quando comparados com a idade, o sexo e o tabagismo.

Verificou-se uma correlação significativa entre o aumento da idade e todas as perturbações notificadas, enquanto a correlação entre o sexo e as perturbações foi significativa para todas as perturbações, exceto a hipertensão e a artrite reumatoide. O tabagismo foi significativamente mais prevalente nos doentes mais jovens.

As doenças cardiovasculares, a diabetes e a artrite reumatoide foram significativa e positivamente correlacionadas com o número de dentes perdidos na fase final, após ajuste para a idade, sexo e tabagismo .[2]

O objetivo do estudo é fornecer provas que apoiem e reforcem a associação e a relação entre doenças dentárias e doenças cardiovasculares e, 1. avaliar o estado dentário e a prevalência de doenças sistémicas em diferentes grupos etários. 2. Comparar o estado dentário da população saudável com o estado dentário dos doentes cardiovasculares.

Foi efectuado um exame de saúde oral e um inquérito a 631 habitantes de Minsk, utilizando um método de prospeção. Foram inquiridos os seguintes grupos etários da população: 20-24, 25-30, 35-44 e 45-54 anos de idade. Os dados do inquérito foram registados segundo os critérios da OMS. Para a avaliação da higiene oral, foi utilizado o índice OHIS (Green-Vermillion, 1964). Para a avaliação do estado periodontal, foram aplicados o CPITN (Ainamo et al., 1982) e o índice gengival (GI, Loe-Silness, 1963). O estudo clínico incluiu 87 adultos (40 homens e 47 mulheres) com idades compreendidas entre os 40 e os 55 anos com doenças cardiovasculares - DCV (doença isquémica, hipertensão II, não fumadores) e 99 doentes (43 homens e 56 mulheres) sem doenças sistémicas.

Todos os doentes inquiridos apresentavam níveis baixos e muito baixos de higiene oral, que aumentaram de 3,0 OHI-S nos 20-24 anos para 3,6 nos 45-54 anos. O IG médio na faixa etária dos 20-24 anos foi de 0,9, enquanto na faixa etária dos 45-54 anos foi de 1,2. Estes critérios aumentaram nos doentes adultos. A incidência de doenças periodontais aumentou no grupo dos idosos.

A prevalência de doenças sistémicas foi de 18,4% na faixa etária dos 20-24 anos, 18,8% na faixa etária dos 25-30 anos e 27,8% na faixa etária dos 35-44 anos. As doenças sistémicas documentadas pelo médico no grupo etário dos 45-54 anos foram 45,9%, das quais 12,1% corresponderam a doenças cardiovasculares.

A prevalência de doenças sistémicas em diferentes grupos etários correlacionou-se significativamente com a prevalência de doenças periodontais graves. A intensidade das doenças periodontais e sistémicas aumentou no grupo adulto.

A avaliação do estado oral em pacientes com doenças cardiovasculares e no grupo de controlo mostrou um nível baixo de saúde oral estatisticamente significativo em pacientes com doenças cardiovasculares em comparação com o grupo de controlo.

Os doentes com doenças cardiovasculares apresentavam um baixo nível de higiene oral estatisticamente insignificante e uma prevalência estatisticamente mais elevada de gengivite .[39]

O estudo teve como objetivo determinar se existe uma diferença significativa na prevalência de doenças sistémicas:

1. Em pacientes encaminhados para cuidados periodontais em comparação com a população de clínica geral

2. Em pacientes que frequentam um hospital público e um consultório privado 3. Em pacientes que frequentam consultórios periodontais públicos e privados 4. Entre pacientes com periodontite de gravidade variável.

Foram selecionadas sequencialmente 1000 fichas de pacientes de quatro tipos de clínicas. As fichas foram retiradas dos ficheiros a partir de um ponto de partida selecionado aleatoriamente e avaliadas. Quando a ficha preenchia todos os critérios de inclusão, os dados dessa ficha específica eram registados. Foi selecionado um número igual de fichas da clínica de Admissão Geral da Faculdade de Medicina Dentária da Universidade de Queensland (UQG), da clínica de Periodontia da Faculdade de Medicina Dentária da Universidade de Queensland (UQP), de um consultório periodontal privado de Brisbane (PPP) e de um consultório dentário geral privado de Brisbane (PGP).

Os critérios de inclusão no estudo foram os seguintes: os pacientes tinham de ser adultos (pelo menos 18 anos) e total ou parcialmente dentados com radiografias para avaliar a perda óssea.

A avaliação da prevalência de condições médicas passadas ou actuais foi efectuada com base no questionário de saúde de cada clínica. A informação que foi retirada do registo de cada paciente está listada. A avaliação periodontal baseou-se nas radiografias mais recentes existentes nos ficheiros dos pacientes.

O Statistical Package for Social Sciences (SPSS 10.0- Chicago) foi utilizado para avaliar a diferença na prevalência das condições médicas entre os grupos. No geral, os resultados mostraram uma concordância de 91% no relato de doenças sistémicas para ambos os grupos. Para o grupo geral, 86% relataram o seu historial médico de forma idêntica, enquanto no grupo periodontal 96% estavam de acordo com o seu questionário médico previamente respondido. Quando comparado com o grupo de género, foi encontrada uma série de associações entre o sexo e algumas condições médicas. Os homens relataram uma prevalência significativamente maior de distúrbios cardíacos, enquanto as mulheres relataram uma prevalência maior de anemia e outras doenças.

A idade média no grupo PP era de 53,26 anos, enquanto no grupo GP a idade média era de 45,56. Esta diferença foi estatisticamente significativa. Por conseguinte, verificou-se que os doentes do grupo PP eram significativamente mais velhos do que os doentes do grupo GP. Dentro dos grupos periodontais (PPP e UQP), a distribuição etária foi semelhante, com a maioria dos doentes a pertencer ao grupo de meia-idade, com um número mais pequeno distribuído no grupo de idosos e o menor número no grupo de jovens.

A prevalência de quaisquer condições médicas aumentou com o aumento da idade, tanto em pacientes periodontais como em pacientes de clínica geral.

A ordem de classificação da percentagem de doenças sistémicas entre os PP e os GP mostra que as doenças mais frequentemente relatadas pelos pacientes que frequentam as clínicas periodontais foram as alergias, a hipertensão, as doenças cardíacas, a hepatite, a diabetes, a dor no peito, os tumores e a artrite reumatoide. Para a população de clínica geral, as doenças mais prevalentes foram alergias, asma, hipertensão, bronquite, perturbações cardíacas, perturbações psicóticas, diabetes, dores no peito, hepatite e tumores. Das doenças inquiridas, não foram encontradas diferenças significativas em nenhuma das análises entre os vários grupos relativamente à epilepsia, perturbações psiquiátricas, hemorragia prolongada, anemia, alergias, febre reumática e SIDA

Os resultados globais deste estudo mostraram que 60% dos pacientes periodontais relataram uma ou várias doenças sistémicas .[40]

O estudo foi realizado com o objetivo de investigar a prevalência dos níveis de pressão arterial e das doenças relacionadas com a hipertensão e de avaliar os riscos associados aos doentes dentários no Japão.

Os autores investigaram 3.954 pacientes ambulatórios com 20 anos ou mais entre setembro de 1998 e agosto de 1999. Na triagem inicial, a pressão arterial sistólica (PAS) e a pressão arterial diastólica (PAD) foram medidas em todos os pacientes usando um dispositivo automático. A medição da tensão arterial foi efectuada entre as 8h30 e o meio-dia para todos os indivíduos. A exatidão e o desempenho do aparelho utilizado foram verificados durante todo o período do estudo por comparação com os valores obtidos simultaneamente com um esfigmomanómetro de mercúrio. As histórias clínicas de doenças relacionadas com a hipertensão, incluindo a hipertensão dos indivíduos que receberam tratamento anti-hipertensivo, doenças cardíacas (angina de peito, enfarte do miocárdio, disfunção ventricular esquerda ou insuficiência cardíaca congestiva), arritmias, diabetes mellitus, doenças cerebrovasculares (ataque isquémico transitório ou acidente vascular cerebral) e doença renal, foram obtidas por auto-relato. A história clínica incompleta ou a ausência de registos de tensão arterial implicaram a exclusão de 143 registos. Assim, foram estudados 3.811 indivíduos selecionados entre os doentes dentários que consultaram o hospital durante o período de estudo.

Os indivíduos foram agrupados em homens e mulheres e em grupos etários com incrementos de 10 anos (20 a 29, 30 a 39, 40 a 49, 50 a 59, 60 a 69, ou 70 anos ou mais). Os valores médios da PAS e da PAD em cada grupo etário e de género foram comparados com os resultados do inquérito nacional japonês obtido da população japonesa padrão. Os níveis de pressão arterial foram classificados de acordo com as diretrizes da Sociedade Internacional de Hipertensão (OMS-ISH) de 1999 como grau 1 (hipertensão ligeira): pressão arterial de 140/90 a 150/99 mmHg; grau 2 (hipertensão moderada): pressão arterial de 160/100 a 179/109 mmHg; e grau 3 (hipertensão grave): pressão arterial de 180/110 mmHg ou superior. Foi avaliada a relação entre o sexo ou a idade e o nível de pressão arterial ou a taxa de indivíduos com uma doença relacionada com a hipertensão.

A análise estatística da relação entre as variáveis foi efectuada através da análise de covariância (ANCOVA) ou da análise de regressão logística.

Os valores médios da PAS e da PAD no presente estudo foram semelhantes aos do inquérito nacional japonês, mas a PAS dos indivíduos com idade igual ou superior a 60 anos no presente estudo foi inferior à do inquérito nacional japonês. Tanto a PAS como a PAD dos homens foram significativamente mais elevadas do que as das mulheres entre os indivíduos com menos de 60 anos, mas não houve diferenças significativas na PAS e na PAD entre homens e mulheres entre os indivíduos com 60 anos ou mais. O aumento da idade dos indivíduos foi significativamente relacionado com a PAS e a PAD.

Dentre as doenças relacionadas à hipertensão, a hipertensão arterial apresentou a maior prevalência (10,9%) nos indivíduos. Não houve diferença significativa entre homens e mulheres nas taxas de hipertensão. No entanto, o número de homens com diagnóstico de doença cardíaca ou de diabetes mellitus é superior ao das mulheres. A taxa de doenças relacionadas com a hipertensão, com exceção da doença renal, está significativamente relacionada com o aumento da idade dos indivíduos.

A taxa de indivíduos com pressão arterial igual ou superior a 140/90 mmHg foi de 25,9%. Entre os indivíduos com diagnóstico de hipertensão e que receberam tratamento anti-hipertensivo, 71,3% tinham uma tensão arterial igual ou superior a 140/90 mmHg. Para além disso, 20,4% dos indivíduos que não tinham sido diagnosticados com hipertensão tinham pressão arterial elevada. Entre eles, 4,2% tinham uma tensão arterial superior a 160/100 mmHg e 1,5% mais de 180/110 mmHg .[41]

Esta investigação foi um estudo transversal de pacientes com 18 anos de idade ou mais, com um mínimo de 20 dentes presentes e que foram admitidos nas clínicas dentárias entre 1999 e 2002. Destes, foram selecionados aleatoriamente 210 pacientes com Periodontite crónica ligeira ou inexistente e 210 com Periodontite moderada a grave. O nível médio de perda óssea alveolar radiográfica foi medido a partir das radiografias de boca inteira tiradas aquando da admissão do paciente. Foi utilizado um paquímetro digital para medir a distância entre a junção cemento-esmalte e a crista do osso alveolar nos lados mesial e distal de todos os dentes restantes. Os indivíduos com uma medição média do osso alveolar de 2,5 mm ou mais foram classificados como periodontados moderados/graves e aqueles com menos de 2,5 mm como não periodontados/ligeiros.

A amostra era constituída por 420 indivíduos. A idade média da amostra do estudo era de 47 anos. Cerca de 52% da amostra do estudo era do sexo feminino. A prevalência de fumadores foi de 43%. Mais de 26% da amostra referiu ter antecedentes de hipertensão. A prevalência de diabetes na amostra foi de 13%.

Cerca de 34% dos indivíduos com perda óssea alveolar moderada a severa referiram história de hipertensão, enquanto que menos de 8% dos pacientes sem perda óssea alveolar ou com perda óssea ligeira referiram ter esta doença. A prevalência de diabetes foi de cerca de 21% nos indivíduos com perda óssea alveolar moderada a severa e apenas 5% nos indivíduos sem perda óssea ou com perda óssea ligeira.

A análise estatística mostrou que a hipertensão e a diabetes estavam significativamente associadas à gravidade da perda óssea alveolar após o ajuste para a idade, sexo, estado civil, tabagismo e número de dentes presentes. As doenças respiratórias, as alergias e a artrite não foram associadas de forma independente à gravidade da perda óssea alveolar após o ajuste para os factores de confusão disponíveis.

Uma análise mais aprofundada mostrou que os doentes com periodontite crónica moderada a grave tinham tendência a ter mais doenças sistémicas do que os seus homólogos. A análise também revelou que os pacientes com perda óssea alveolar moderada a grave tinham 4 vezes mais probabilidades de ter 3 ou mais doenças sistémicas quando comparados com os seus homólogos .[8]

O estudo foi realizado para descrever as associações entre a prevalência da gravidade da doença periodontal e a coexistência de doença(s) sistémica(s) e o hábito de fumar entre as consultas periodontais. Os novos pacientes referenciados para consulta periodontal foram incluídos no estudo. Estes indivíduos foram examinados antes de serem colocados em lista de espera. Os critérios de encaminhamento pelos médicos dentistas baseavam-se na presença de doença grave para a idade, condições agudas, refractárias e também associadas a condições médicas que requerem um tratamento especial. Todos os pacientes preencheram um questionário de história clínica, incluindo a história de tabagismo. Outros pormenores registados foram a idade e o sexo dos pacientes examinados.

O exame clínico das bolsas periodontais consistiu num exame periodontal básico. Neste sistema, as profundidades das bolsas gengivais mais profundas foram registadas para cada sextante da boca, utilizando uma sonda de bolsa periodontal. A sonda utilizada para este estudo estava totalmente calibrada em milímetros. Outros parâmetros do exame clínico foram a recessão gengival, a mobilidade dentária e a ausência de dentes.

O exame radiográfico consistiu num ortopantomograma dentário e em radiografias periapicais de cone longo de dentes individuais, sempre que necessário. Com base na proporção do comprimento da raiz suportada por osso até um terço, metade e menos de metade, foi efectuado um diagnóstico de doença periodontal precoce, moderada ou grave. O diagnóstico de gengivite foi efectuado quando não havia evidência de perda óssea, apresentando apenas inflamação gengival. Os parâmetros clínicos e radiográficos dos pacientes em cada uma das categorias de gengivite marginal crónica, doença periodontal precoce, moderada e grave foram analisados em relação à coexistência de diabetes, doença cardiovascular, artrite e história de tabagismo.

Entre os 100 pacientes examinados, 10% da amostra apresentava gengivite marginal crónica ou doença periodontal precoce. Todos eles eram do sexo feminino. Destes 10%, 8% tinham idades compreendidas entre os 20 e os 38 anos, com antecedentes médicos claros, e 2% tinham idades compreendidas entre os 48 e os 75 anos, com hipertensão e artrite.

Entre as amostras de indivíduos com coincidentemente a mesma idade média de 48 anos que apresentam doença periodontal moderada ou grave, há um aumento de 4 vezes na prevalência de hipertensão; um aumento de 10 vezes na prevalência de artrite; o dobro da proporção de diabéticos; o dobro da proporção de fumadores e o triplo da proporção de pacientes com doenças sistémicas combinadas. Os doentes com doença moderada eram predominantemente hipertensos ou sofriam de artrite reumatoide. Uma história de tabagismo, diabetes e manifestações combinadas de doença sistémica parecem ser mais relevantes para a manifestação de doença periodontal grave. As diferenças nos parâmetros locais e sistémicos acima referidos entre a doença periodontal moderada e grave foram significativas .[42]

A relação entre a diabetes mellitus e a periodontite foi apresentada numa série de estudos em que os investigadores examinaram as manifestações orais da diabetes em crianças e adolescentes.

Lalla e colegas examinaram 350 crianças e adolescentes com diabetes mellitus e 350 crianças e adolescentes sem diabetes mellitus (todos com 6-18 anos de idade). As crianças de ambos os grupos foram excluídas se estivessem a receber tratamento ortodôntico ativo.

As avaliações periodontais foram efectuadas por três examinadores calibrados num quadrante maxilar e no quadrante mandibular diagonalmente oposto, escolhidos aleatoriamente. O índice de placa (IP), o índice gengival (IG) e a profundidade de sondagem foram avaliados em quatro locais por dente para todos os dentes permanentes totalmente erupcionados, utilizando uma sonda periodontal manual. Utilizaram três definições de doença periodontal, que incluíam perda de inserção, hemorragia gengival ou ambas.

As variáveis relacionadas com a diabetes foram recolhidas dos registos médicos. Estes registos envolvem: tipo de diabetes e duração, regime de insulina, medicamentos hipoglicémicos orais e valores de hemoglobina A1c durante o período de 2 anos antes da inclusão no estudo.

A análise estatística mostra que os casos tinham um índice de placa mais elevado do que os não diabéticos, e uma maior percentagem de locais com placa. As crianças com diabetes tinham significativamente mais inflamação gengival do que os controlos: o IG médio era de 1,14 *versus* 1,08, respetivamente, e a percentagem de locais que sangravam ao exame era de 19,0% *versus* 13,6%, respetivamente.

A perda de inserção (>2mm) foi também significativamente mais elevada nas crianças diabéticas em comparação com os controlos não diabéticos

Com a utilização da análise de regressão múltipla para ter em conta uma variedade de variáveis, os investigadores observaram uma maior prevalência de doença periodontal e inflamação dos tecidos em crianças com diabetes mellitus do que em crianças sem diabetes mellitus, independentemente da definição utilizada. O rácio médio de probabilidades para as três definições de doença periodontal foi de 2,96. Utilizando um modelo totalmente ajustado, os investigadores descobriram que a HbAlc média durante os dois anos anteriores ao exame estava associada à destruição periodontal (odds ratio, 1,31; intervalo de confiança de 95%, 1,03-1,66; $P < .03$). Esta associação não foi observada para a duração da diabetes mellitus ou para o percentil do índice de massa corporal para a idade.

Os resultados deste estudo são importantes porque mostram que a doença periodontal é a primeira complicação clínica da diabetes mellitus (as crianças e adolescentes com diabetes mellitus não tinham evidência de outras complicações clínicas da diabetes mellitus) e demonstram uma relação entre um mau controlo metabólico a longo prazo e as manifestações periodontais da diabetes mellitus .[43]

Este estudo foi realizado com o objetivo de estimar a prevalência de condições médicas auto-referidas entre os pacientes dentários que frequentam clínicas de ensino dentário no norte da Jordânia.

Este estudo transversal foi realizado na Universidade de Ciência e Tecnologia da Jordânia, Faculdade de Medicina Dentária em Irbid, Jordânia, entre o início de outubro e o final de dezembro de 2004. Os dados foram recolhidos através de uma entrevista pessoal efectuada pelo mesmo dentista que preencheu um questionário. A população do estudo era composta por 1.509 pacientes selecionados aleatoriamente utilizando um procedimento de amostragem sistemática de clínicas dentárias especializadas que incluíam dentisteria conservadora, prótese dentária, periodontia, ortodontia, cirurgia oral e a unidade de tratamento inicial. Todos os pacientes deram o seu consentimento informado para a participação neste estudo.

O questionário incluía informações sobre a idade, o género, o estado civil, os níveis de educação, a ocupação e as clínicas dentárias visitadas. Foi pedido aos doentes que respondessem sim ou não a perguntas sobre condições médicas específicas, incluindo doenças gastrointestinais, doenças respiratórias, anemia, hipertensão, diabetes mellitus, problemas renais, doenças hepáticas, epilepsia, distúrbios hemorrágicos e doenças cardiovasculares. Além disso, foi perguntado aos doentes se tinham sido prescritos antibióticos antes de se submeterem a tratamento dentário devido a uma doença médica crónica.

Foi utilizado o teste de correlação de Pearson ou o teste exato de Fisher, conforme apropriado, para avaliar a significância estatística da diferença na prevalência de condições médicas entre subgrupos. Valores de p- inferiores a 0,05 foram considerados estatisticamente significativos.

O resultado mostra um total de 1.555 pacientes abordados aleatoriamente para se inscreverem no estudo. Apenas 39 (2,5%) se recusaram a participar. Sete mulheres não eram elegíveis, deixando uma amostra final de 1.509 (97% das pessoas contactadas). Destes, 696 (46,1%) eram do sexo masculino e 813 (53,9%) do sexo feminino. As suas idades variavam entre 14 e 78 anos.

A doença gastrointestinal foi a mais prevalente com uma taxa de (11,9%). Seguiram-se as hemorragias (9,3%), as doenças renais e do trato urinário (8,7%), as doenças respiratórias (8,3%) e a hipertensão (6,4%). De um modo geral, 3,2% dos participantes referiram ter cobertura antibiótica para fins profilácticos. Não se registou uma diferença significativa entre os doentes do sexo feminino e do sexo masculino a este respeito. As doenças gastrointestinais e respiratórias, as tendências hemorrágicas e a anemia foram mais prevalentes no sexo feminino. Em contrapartida, a diabetes mellitus e as doenças cardiovasculares foram mais prevalentes no sexo masculino.

As tendências hemorrágicas e as doenças gastrointestinais foram mais prevalentes nos doentes até aos 40 anos de idade. A partir dos 40 anos, hipertensão arterial, doença gastrointestinal e diabetes mellitus foram as três condições mais prevalentes. Para todas as condições médicas em questão, a prevalência foi significativamente diferente entre todos os grupos etários. Os doentes com mais de 40 anos de idade tinham uma probabilidade significativamente maior de receber cobertura antibiótica para fins profilácticos .[44]

O presente estudo é prospetivo e tem um desenho de caso-controlo. Este estudo examinou as condições periodontais em pacientes com doença coronária (CHD) e em indivíduos sem história de CHD.

A população do estudo foi recrutada entre os doentes consecutivos referenciados ao Serviço de Cardiologia para realização de coronariografia, entre outubro de 2000 e novembro de 2003, por angina de peito conhecida ou suspeita. Foram incluídos consecutivamente todos os doentes com idade inferior a 75 anos que tinham sido submetidos a intervenção coronária percutânea significativa. Durante o período em análise, 187 pacientes preencheram os critérios de inclusão. Dois pacientes recusaram-se a participar do estudo quando solicitados. Dois pacientes faleceram no período entre a intervenção coronária percutânea e o exame dentário e quatro foram excluídos devido a próteses de boca cheia. Dezassete doentes recusaram-se a participar no estudo quando lhes foi proposto um exame dentário. Após o exame dentário, outro paciente foi excluído devido a um novo diagnóstico de diabetes mellitus. Assim, foram analisados os dados de 161 pacientes do grupo de teste.

O grupo de controlo era composto por 162 indivíduos recrutados a partir do registo da população sueca. Quanto aos parâmetros do estudo, optámos pelos seguintes critérios de exclusão: diabetes mellitus, artrite reumatoide, doença maligna, infecções agudas e medicação concomitante com glucocorticóides gerais. O tabagismo não foi um critério de exclusão, porque os autores desejavam incluir um número estatisticamente suficiente de indivíduos num período de tempo razoável.

As condições periodontais dos indivíduos testados foram examinadas clinicamente 3 a 6 meses após a intervenção coronária percutânea. Para cada indivíduo testado, foi examinado um indivíduo de controlo correspondente. Todos os indivíduos examinados foram examinados clinicamente numa clínica especializada por dois periodontistas calibrados. As condições periodontais foram avaliadas e os seguintes parâmetros clínicos foram registados: número de dentes remanescentes, placa dentária, profundidade da bolsa de sondagem, sangramento à sondagem. Foi tirado um conjunto de radiografias intra-orais de boca inteira, incluindo projecções bitewing, para cada indivíduo, utilizando uma técnica paralela padronizada. O nível ósseo alveolar foi medido em milímetros ao longo da superfície da raiz, desde a junção cemento-esmalte até ao nível mais coronal do espaço do ligamento periodontal.

Com base nos achados clínicos e radiográficos, todos os indivíduos foram classificados da seguinte forma: Grupo 1; Unidades gengivais saudáveis ou quase saudáveis, altura óssea alveolar normal e <12 unidades de sangramento na região de molares e pré-molares. Grupo 2; Gengivite, altura óssea alveolar normal e > 12 unidades gengivais sangrantes na região molar e pré-molar. Grupo 3; Perda óssea alveolar em torno da maioria dos dentes não excedendo 1/3 da altura óssea normal. Grupo 4; Perda óssea alveolar ao redor da maioria dos dentes variando entre 1/3 e 2/3 da altura óssea normal. Grupo 5; Perda óssea alveolar em torno da maioria dos dentes superior a 2/3 da altura óssea normal e presença de defeitos ósseos angulares e/ou defeitos de furca.

O grupo de teste é composto por 132 homens e 29 mulheres. A idade média no grupo de teste era de 61 anos e no grupo de controlo de 62. Apenas 9% dos doentes e 13% dos controlos eram fumadores actuais.

O número de dentes remanescentes difere significativamente entre os grupos. Os doentes com CHD tinham, em média, 22,7 dentes, em comparação com o controlo que tinha 24,6 dentes. O índice periodontal diferiu significativamente entre os grupos. A hemorragia à sondagem foi também significativamente mais elevada nos indivíduos do teste do que nos indivíduos do controlo. Foram encontradas significativamente mais bolsas periodontais com uma profundidade de sondagem de 4-6 mm no grupo CHD do que no grupo de controlo.

A experiência de doença periodontal foi mais prevalente nos doentes com DCC do que nos controlos saudáveis. 25% dos doentes cardíacos tinham periodontite grave em comparação com 8% (n=13) dos controlos. A diferença é altamente significativa (p=0,0001). A periodontite moderadamente avançada estava igualmente distribuída em ambos os grupos. 40% dos controlos e 24% dos doentes com DCC (p=0,0001) não apresentavam perda óssea .[45]

O objetivo deste estudo transversal foi explorar uma possível associação entre a doença cardíaca isquémica e a periodontite em mulheres de meia-idade e idosas que participaram no estudo prospetivo da população feminina.

Uma secção transversal de mulheres com idades compreendidas entre os 38 e os 84 anos foi examinada em 1992-93 (análise baseada em n=1056). Os exames médicos e dentários foram incluídos na análise especificamente no que diz respeito à doença cardíaca isquémica (DIC) e à periodontite. Outros factores de risco bem conhecidos para a DIC foram utilizados como covariáveis na análise estatística multivariada.

O exame dentário foi realizado por dentistas e incluiu radiografias panorâmicas, uma inspeção clínica dos dentes, gengivas e mucosa oral, fotografia a cores da dentição e um questionário.

Os indivíduos com diagnóstico de angina de peito e/ou história de enfarte do miocárdio (n=106) constituíram o resultado da variável. O enfarte do miocárdio foi diagnosticado se pelo menos dois dos seguintes critérios estivessem presentes 1) dor torácica central >30 min, 2) aumento transitório das actividades das transaminases e 3) alterações típicas do ECG de início recente. O diagnóstico de angina de peito foi efectuado através de um questionário. As variáveis independentes foram obtidas da seguinte forma: o número de dentes foi registado a partir de radiografias panorâmicas e o número de bolsas gengivais periodontalmente profundas foi medido por sondagem. Bolsas de 6 mm ou mais foram registadas como evidência de periodontite ativa.

A idade foi utilizada como variável contínua na análise. A hipertensão e a diabetes foram dicotomizadas (sim/não), sendo a hipertensão respondida com "sim" se o indivíduo tivesse uma pressão arterial sistólica igual ou superior a 160 e/ou uma pressão arterial diastólica igual ou superior a 95 e/ou estivesse a ser tratado farmacologicamente para a hipertensão. Um indivíduo foi definido como tendo diabetes se estivesse a fazer terapêutica anti-diabética ou se duas amostras de sangue em jejum apresentassem uma concentração de glicose de acordo com a atual definição de diabetes da OMS (concentração de glicose no sangue >7,0 mmol/l). Foi calculado o índice de massa corporal e o rácio cintura-anca, dividindo o perímetro da cintura pelo perímetro da anca. As concentrações séricas de colesterol, triglicéridos e lipoproteínas de alta densidade (HDL) foram obtidas a partir de amostras de sangue colhidas em jejum e medidas em mmol/l.

A análise estatística mostra que entre as mulheres dentadas deste estudo (n=847), 74 tinham DHI e 773 não tinham. Não houve diferença estatisticamente significativa entre os números de bolsas gengivais patológicas entre eles (58,1% tinham uma ou mais bolsas patológicas no grupo com DHI em comparação com 57,6% no grupo sem DHI). A análise bivariada dos indivíduos dentados mostrou uma associação significativa entre a DHI e o número de dentes em falta, a idade, o índice de massa corporal, a relação cintura/quadril, a hipertensão e os níveis de colesterol e triglicéridos. No entanto, no modelo final de regressão logística multivariável, com exceção da idade, apenas o número de dentes (<17 dentes) Odds Ratio (OR)= 2,13 foi significativamente associado à DIC. Além disso, as mulheres edêntulas apresentaram um OR de 1,94 em relação à DIC .[46]

Este estudo foi concebido como um estudo caso-controlo emparelhado. Os casos foram identificados como doentes que frequentaram a consulta externa do Departamento de Nefrologia durante um período de seis meses, de julho de 2007 a dezembro de 2007. Só foram incluídos os doentes a quem foi diagnosticada doença renal. Estas doenças incluem doenças renais crónicas de etiologia variada, nomeadamente nefropatia diabética, nefrite lúpica, doenças glomerulares e síndrome nefrótica. Os indivíduos sistemicamente saudáveis que acompanharam os doentes durante o mesmo período foram selecionados como sujeitos de controlo.

Foram excluídos do estudo os indivíduos que tinham sido previamente submetidos a diálise ou transplante renal. Os indivíduos com história de tabagismo, os que tinham recebido terapia periodontal ou antibioterapia sistémica nos seis meses anteriores ao exame e os indivíduos com qualquer condição aguda que contra-indicasse um exame periodontal também foram excluídos. Para avaliar o estado periodontal, foi exigido a todos os indivíduos que tivessem pelo menos seis dentes naturais. Foi obtido um consentimento informado por escrito de todos os participantes no estudo.

Todos os sujeitos foram obrigados a responder a um questionário pormenorizado. Foi também recolhida uma história médica e dentária detalhada de todos os sujeitos.

O exame dentário e periodontal de todos os indivíduos foi efectuado por um único examinador treinado. Índice de Higiene Oral-Simplificado (OHI-S) (Greene e Vermillion) para avaliar o estado de higiene oral. O índice foi calculado usando seis dentes índices: 16, 11, 26, 36, 31 e 46. O Índice Gengival Modificado (MGI) (Lobene et al.), para toda a dentição, foi calculado como uma medida da inflamação gengival.

O exame periodontal foi efectuado com sondas periodontais calibradas com marcações de William.

Todos os indivíduos foram categorizados em três grupos (Periodontite Ligeira/Sem Periodontite, Periodontite Moderada e Periodontite Grave) com base nas medições do Nível de Inserção Clínica e da Profundidade da Bolsa de Sondagem

Para as comparações entre os grupos de casos e de controlo, foram utilizados os testes t de Student e o teste do qui-quadrado para as variáveis quantitativas e qualitativas, respetivamente. A diferença de proporções em ambos os grupos foi testada utilizando o teste do qui-quadrado.

Foi incluído no estudo um total de 154 doentes (77 em cada grupo). A idade média dos doentes era de 40,38 +7,47 anos. Havia um total de 71 homens e 83 mulheres no estudo. Não foram encontradas diferenças significativas entre a distribuição da idade e do género entre os grupos. Os valores médios de OHI-S, MGI, profundidade de sondagem e nível de inserção clínica foram significativamente elevados no grupo de casos em comparação com os controlos ($p < 0,001$). A gravidade da doença periodontal no grupo de casos; 71 pacientes (92,3%) do total de 77 tinham periodontite moderada a grave e os restantes pacientes (6, 7,7%) pertenciam à categoria de Periodontite Ligeira/Sem

Periodontite. A gravidade da periodontite no grupo de controlo mostra que 66 dos 77 indivíduos (85,7%) pertenciam à categoria de Periodontite Ligeira/Sem Periodontite, apenas 11 (14,3%) indivíduos tinham periodontite moderada a grave. Quando a proporção de doença periodontal moderada a grave entre os grupos foi comparada utilizando um teste de qui-quadrado, observou-se que a prevalência e a gravidade da doença periodontal eram significativamente mais elevadas no grupo de casos em comparação com os controlos ($p < 0,001$).[47]

Capítulo 4. Metodologia

Fonte de dados:

Este estudo epidemiológico, de controlo de casos, foi realizado no Departamento de Medicina Oral e Radiologia, P. M. N. M. Dental College and Hospital, Bagalkot. O estudo foi realizado no período de outubro de 2007 a fevereiro de 2009.

Antes do início deste estudo, foi obtida uma autorização ética.

Métodos de seleção de dados:

Foram selecionados aleatoriamente pacientes que frequentavam o departamento de pacientes externos (Departamento de Medicina Oral e Radiologia) do P.M.N.M Dental College and Hospital. Entre estes pacientes, quatrocentos pacientes com doença periodontal (casos) e duzentos sem doença periodontal (controlos) foram incluídos no estudo.

Foi registada uma história detalhada de cada doente num formulário (Anexo 1)

A história clínica, como diabetes, doenças respiratórias, epilepsia, hipertensão, doenças cardiovasculares, doenças hepáticas, doenças do sangue, doenças renais, cancro e radioterapia, problemas psiquiátricos, SIDA/VIH, doenças ósseas, problemas gastrointestinais e alergias, foi inquirida através de um questionário de saúde e registada.

Os pacientes foram divididos em cinco grupos de acordo com a faixa etária: 18-29, 30-39, 40-49, 50-59 e acima de 60 anos.

Critérios de inclusão:

1. Doente com antecedentes de doença sistémica e diagnosticada pelo médico com relatórios de investigação relevantes.

2. Aqueles que apresentavam sinais ou sintomas sugestivos de doença sistémica foram encaminhados para clínicas médicas adequadas para avaliação.

3. Mínimo de 20 dentes presentes.

Critérios de exclusão:

1. Mulheres grávidas ou a amamentar.
2. Qualquer outra condição que o médico considere excluir o doente do estudo.

Armamentarium:

1. Espelho bucal
2. Sonda periodontal
3. Pastor crooks explorer
4. Pinça
5. Máscara bucal descartável
6. Luvas descartáveis
7. Pellets de algodão
8. Sistema de rádio-visiografia com software Kodak
9. Máquina de raios X Satelec
10. Suporte de película
11. Avental de chumbo

Avaliação do estado de saúde periodontal

Para 400 pacientes com doença periodontal, o índice periodontal de Russel foi escolhido como a diretriz para a avaliação do estado periodontal.

Índice periodontal (PI) (Russel A.I. 1956)

Método de pontuação

Todos os dentes presentes são examinados. Todo o tecido gengival e periodontal que circunda cada dente (ou seja, todo o tecido que circunda um dente é considerado uma pontuação) é avaliado quanto à inflamação gengival e ao envolvimento periodontal.

O RVG é utilizado para avaliar a perda óssea alveolar em radiografias bitewing direita e esquerda para molares superiores e inferiores.

Critérios de pontuação

Russel escolheu os valores de pontuação (0, 1, 2, 6 e 8) para relacionar os estádios da doença num inquérito epidemiológico com as condições clínicas observadas.

Regra de Russell

A regra de Russell estabelece que "em caso de dúvida, atribuir a pontuação mais baixa"

Cálculo do índice

A pontuação do índice periodontal (PI Score) por indivíduo é obtida pela soma de todas as pontuações individuais e dividida pelo número de dentes presentes ou examinados, ou seja

$$\text{Pontuação PI por pessoa} = \frac{\text{Soma das pontuações individuais}}{\text{Número de dentes presentes}}$$

Pontuação	Cretria para estudo de campo	Critérios radiográficos adicionais para estudos clínicos
'0'	Negativo. Não existe inflamação evidente no tecido de revestimento nem perda de função devido à destruição do tecido de suporte	O aspeto radiográfico é essencialmente normal
'1'	Gengivite ligeira. Uma área evidente de inflamação na gengiva livre que não circunscreve o dente	
'2'	Gengivite. A inflamação circunscreve completamente o dente, mas não há rutura aparente da ligação epitelial	
'4'	Utilizado apenas quando estão disponíveis radiografias	Existe uma reabsorção precoce da crista alveolar, do tipo entalhe.
'6'	Gengivite com formação de bolsa. A ligação	Existe uma perda óssea

	epitelial foi quebrada e existe uma bolsa (não apenas uma fenda gengival mais profunda devido ao inchaço das gengivas livres).	horizontal que envolve toda a crista alveolar, até metade da
'6'	sem interferência com a função mastigatória normal: o dente está firme no seu alvéolo e não tem desvio	comprimento da raiz do dente.
'8'	Destruição avançada com perda da função mastigatória. O dente pode estar solto, pode ter-se desviado, pode ter um som surdo à percussão com um instrumento metálico ou pode ser depressível na cavidade bucal.	Existe uma perda óssea avançada que envolve mais de metade da raiz do dente, ou uma bolsa infra-óssea definitiva com alargamento do ligamento periodontal. Pode haver reabsorção ou rarefação da raiz no ápice.

Formulário de registo para o Índice Periodontal de Russel:

18 17 16 15 14 13 12 11 21 22 23 24 25 26 27 28

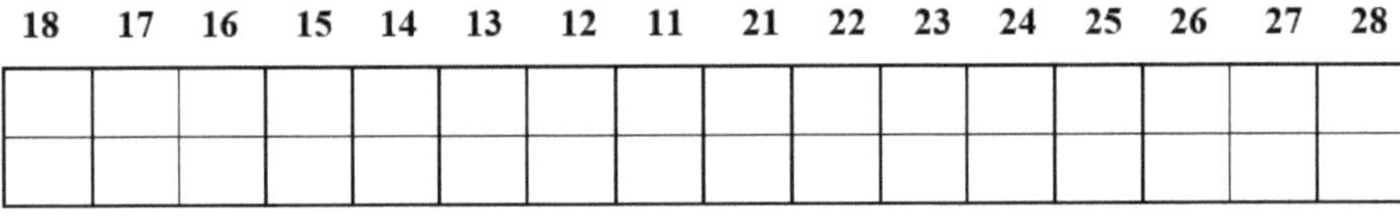

48 47 46 45 44 43 42 41 31 32 33 34 35 36 37 38

Pontuação do Índice Periodontal do Grupo (PI) e Manifestação Clínica:

Estado clínico	**Grupo Pontuação PI**	**Estadio da doença**
Tecidos de suporte clinicamente normais	0 a 0,2	
Gengivite simples	0,3 a 0,9	
Início da doença periodontal destrutiva	0,7 a 1,9	Reversível
Doença periodontal destrutiva estabelecida	1,6 a 5,0	Irreversível
Doença terminal	3,8 a 8,0	Irreversível

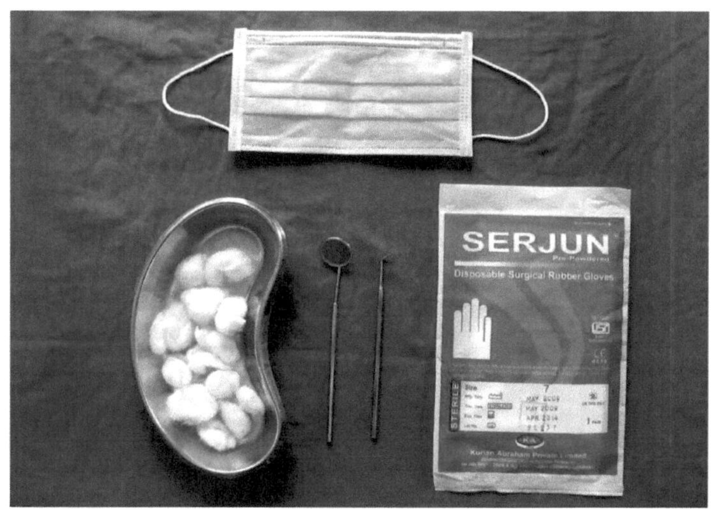

Fig. 3 Armamentarium

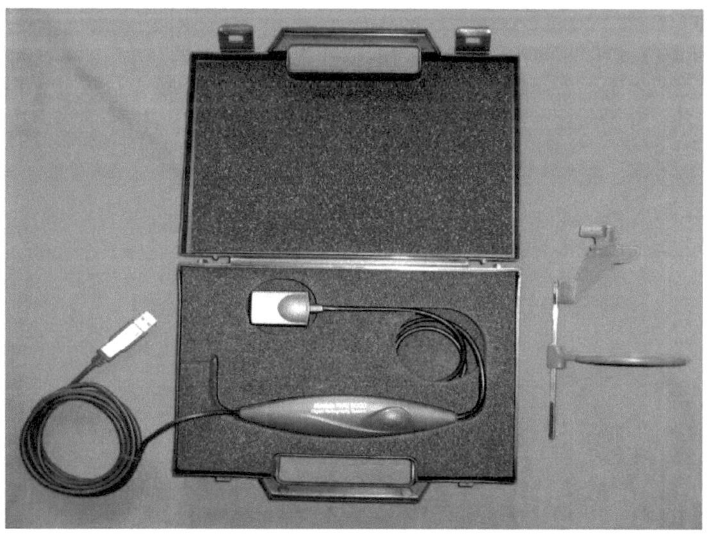

Fig. 4 Kodak RVG 5000
Digital Radiography System

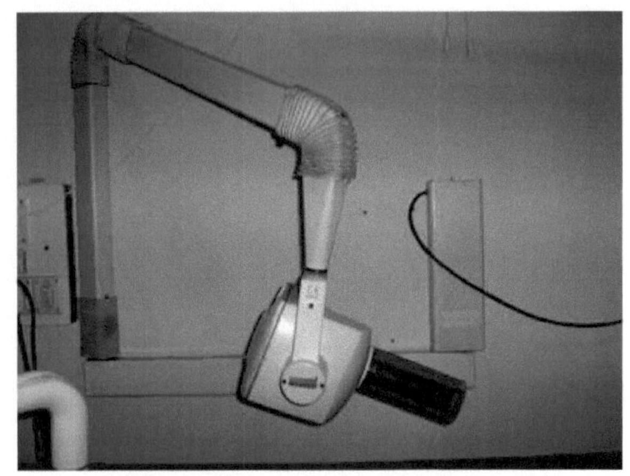

Fig. 5 Satelec Machin

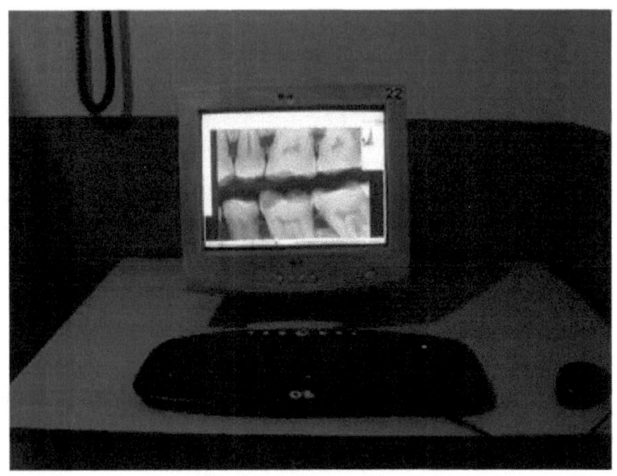

Fig. 6 Kodak Software

Capítulo 5. Análise estatística

Os dados foram recolhidos e analisados estatisticamente utilizando o Statistical Package for Social Sciences (SPSS versão 11.0) com o seguinte procedimento:

1. Foi utilizado o "teste t independente" para determinar a diferença significativa entre casos e controlos.

2. A "análise unidirecional" das variantes foi utilizada para detetar diferenças significativas entre mais de dois grupos independentes.

3. Utilizou-se o procedimento "Newman-Keuls multiple post hoc" para avaliar a significância dos pares entre os diferentes grupos etários.

4. Foi efectuado o teste do "Qui-Quadrado" e do "Qui-Quadrado corrigido de Yates" para avaliar a diferença significativa ou a associação entre dois atributos.

5. O "Odds ratio" foi utilizado para avaliar o risco de ocorrência de doenças em casos e controlos.

Capítulo 6. Resultados

Este estudo epidemiológico caso-controlo foi realizado entre outubro de 2007 e abril de 2009 para estimar a prevalência de doenças sistémicas em pacientes com doenças periodontais. Um total de 600 pacientes que frequentam o departamento de pacientes externos deram o seu consentimento para o estudo. Estes indivíduos foram divididos em casos e controlos.

400 pacientes com doenças periodontais (casos)

200 pacientes sem doenças periodontais (controlos).

Estas amostras totais foram agrupadas nos seguintes grupos etários

18- 29, 29- 39, 40- 49, 50- 59 e 60 anos ou mais.

A informação sobre as condições médicas foi obtida através de um questionário de saúde. A periodontite foi avaliada pelo Índice Periodontal de Russell (PI).

Os dados seguintes foram obtidos e analisados estatisticamente.

400 pacientes com periodontite, foram divididos de acordo com a faixa etária, 18- 29 (36 pacientes), 30- 39 (96 pacientes), 40- 49 (102 pacientes), 50- 59 (95 pacientes), >60 (71 pacientes). Os controlos tinham 200 pacientes, 18- 29 (93 pacientes), 30- 39 (76 pacientes), 40- 49 (21 pacientes), 50- 59 (10 pacientes), não foram encontrados pacientes sem doenças periodontais no grupo etário acima dos 60 anos (Tabela 1 e Gráfico 1).

O grupo com periodontite tinha 212 (53%) pacientes do sexo masculino e 188 (47%) do sexo feminino. Os controlos eram 110 (55%) do sexo masculino e 90 (45%) do sexo feminino (Tabela 2 e Gráfico 2)

No grupo com periodontite, a idade média dos doentes do sexo masculino é de 46,67, DP de 13,29 e a dos doentes do sexo feminino é de 46,51, DP de 13,14. Nos controlos, a idade média dos doentes do sexo masculino é de 32,29, DP de 8,32, e a dos doentes do sexo feminino é de 31,39, DP de 9,04, o que é significativamente inferior à dos doentes do grupo I (Tabela 3 e 4)

A prevalência de doenças sistémicas nos casos é de 51,5%, ou seja, 206 pacientes têm doenças sistémicas entre 400. Nos doentes periodontais, a prevalência mais elevada situa-se no grupo etário dos 50-59 anos (70,52%) e os outros grupos etários, por ordem decrescente, são os seguintes: >60 (54,92%), 40-49 (51,96%), 30-39 (39,58%) e 18-29 (25%) (Tabela 5a, 5b, 5c e Gráfico 3).

Nos controlos, a prevalência é de 18,5%, ou seja, 37 doentes têm doenças sistémicas entre 200, o que é consideravelmente inferior ao grupo de casos. A prevalência mais elevada situa-se no grupo etário dos 50-59 anos (40%) e os outros grupos etários, por ordem decrescente, são: 40-49 (33,33%), 18-29 (17,20%), 30-39 (13,15%) e >60 (0%). (Quadro 6 e gráfico 4)

Uma vez que muitos doentes apresentavam múltiplas doenças sistémicas, o número total destas doenças excede largamente o número de doentes com doenças sistémicas. O maior fator sistémico isolado é a hipertensão arterial, com 68 doentes (24,46%). (Tabela 7 e gráfico 5).

O maior fator sistémico individual em doentes sem doenças periodontais (controlos) é a Alergia, com 9 doentes (Gráfico 6).

Entre os casos, 33% (132) pacientes estão no início da doença periodontal destrutiva, 30,25 (121) pacientes estão na doença periodontal destrutiva estabelecida e 36,75 (147) pacientes estão na doença terminal. Foi observada uma diferença estatisticamente significativa entre as gravidades da periodontite, Qui-quadrado=184,1401 df=8 p=0,0000*. (Tabela 8 e Gráfico 7).

O teste t independente mostra que o número médio de dentes presentes nos casos (n=400) é 28,18 e nos controlos (n=200) 29,27, o que é estatisticamente significativo (valor t -4,18 e valor p 0,0000*) (Tabela 9 e Gráfico 8).

A "análise unidirecional" das variantes mostra que a média do número total de dentes presentes em todos os grupos etários é de 28,54 (DP- 3,03), o que é estatisticamente significativo (o valor F é 105,089 e o valor p é 0,0000*). O "procedimento post hoc múltiplo de Newman Keuls" foi utilizado para avaliar a significância entre pares de grupos etários e mostra resultados estatisticamente significativos entre os seguintes grupos etários: 18- 29 a >60 (valor p =0,0000*), 30-39 a >60 (valor p =0,0000*), 40-49 a >60 (valor p =0,0000*), 50-59 a >60 (valor p =0,0000*) (Tabela 10 e Gráfico 9).

A percentagem de pacientes com dentes cariados em pacientes periodontais (casos) foi de 58,50%. A faixa etária de 30 a 39 anos apresentou a maior percentagem de dentes cariados (67,70%), seguida da faixa etária acima de 60 anos (63,38%), 40 a 49 anos (56,86%), 18 a 29 anos (52,77%) e 50 a 59 anos (49,47%). (Tabela 11)

Entre todos os doentes, não foram encontradas mulheres fumadoras neste estudo. Os fumadores são mais frequentemente encontrados nas doenças do CVS (61,90%). Seguem-se as doenças respiratórias (57,14%), o cancro e a radioterapia (57,14%), as doenças do aparelho digestivo (47,05%), a hipertensão (39,70%), as alergias (35,13%) e a diabetes (29,41%) (Quadro 12). Os hábitos são mais comuns nos casos quando comparados com os controlos (Tabela 13).

Os doentes com doenças periodontais (casos) apresentaram uma prevalência mais elevada (17%) de hipertensão do que os doentes sem doenças periodontais (controlos) (2%). O teste do Qui-quadrado corrigido de Yates avaliou a existência de uma diferença significativa entre casos e controlos, Qui-quadrado corrigido de Yates= 27,9770, df=1, P = 0,0000*. O rácio de Odd é de 10,04 e o intervalo de confiança é de 3,63 a 27,74. (Tabela 14 e Gráfico 10)

Os doentes com doenças periodontais (casos) apresentaram uma maior prevalência (12,75%) de diabetes do que os doentes sem doenças periodontais (controlos) (2,5%). O teste do Qui-quadrado avaliado mostra que existe uma diferença significativa entre casos e controlos, Qui-quadrado= 16,5540 df=1 p=0,00005*. A razão de Odd é de 5,75 e o intervalo de confiança é de 1,79 a 11,48 (Tabela 15 e Gráfico 11)

Os doentes com doenças periodontais (casos) apresentaram uma maior prevalência (9,25%) de alergia a medicamentos (entre 37 doentes, 25- Penicilina, 6- Sulfa, 6- analgésicos) do que os doentes sem doenças periodontais (controlos) (4,50%) (9- Penicilina). O teste do Qui-quadrado avaliou a existência de uma diferença significativa entre casos e controlos, Qui-quadrado= 4,2501 df=1 p=0,0392*. O rácio de Odd é de 2,16 e o intervalo de confiança é de 1,03 a 4,54. (Tabela 16 e Gráfico 12)

Os doentes com doenças periodontais (casos) apresentaram uma maior prevalência (5,25%) de perturbações CVS (entre 21 doentes, 15- angina e 6- enfarte do miocárdio) do que os doentes sem doenças periodontais (controlos) (0%). O teste do Qui-quadrado corrigido de Yates avaliou a existência de uma diferença significativa entre casos e controlos, Qui-quadrado corrigido de Yates= 9,3820, df=1, P = 0,0020*. O rácio de Odd é de 22,72 e o intervalo de confiança é de 1,46 a 353,50. (Tabela 17 e Gráfico 13)

Os doentes com doenças periodontais (casos) apresentaram uma prevalência mais elevada (5,25%) de cancro e RT (entre 21 doentes, 17 - carcinoma de células escamosas e 4 - radioterapia) do que os doentes sem doenças periodontais (controlos) (0,5%) (1 carcinoma verrucoso). O teste do Qui-quadrado corrigido de Yates avaliou a existência de uma diferença significativa entre casos e controlos, Qui-quadrado corrigido de Yates= 7,2250, df=1, P = 0,0070*. O rácio de Odd é de 11,03 e o intervalo de confiança é de 1,54 a 78,87. (Tabela 18 e Gráfico 14)

Os doentes com doenças periodontais (casos) apresentaram uma maior prevalência (4,25%) de distúrbios gastrointestinais (entre 17 doentes, 6- refluxo gastroesofágico, 8- gastrite, 3- úlcera péptica) do que os doentes sem doenças periodontais (controlos) (2%) (3- gastrite e 1- refluxo gastroesofágico). O teste do Qui-quadrado corrigido de Yates avaliou que não há diferença significativa entre casos e controlos, Qui-quadrado corrigido de Yates= 1,3880 df=1, P = 0,2390. O rácio de Odd é de 2,17 e o intervalo de confiança é de 0,74 a 6,38. (Tabela 19 e Gráfico 15)

Os doentes com doenças periodontais (casos) apresentaram uma prevalência mais elevada (4%) de doenças ósseas (entre 16 doentes, 15 artrite e 1 osteomalácia) do que os doentes sem doenças periodontais (controlos) (1,50%) (artrite). O teste do Qui-quadrado corrigido de Yates avaliou que não há diferença significativa entre casos e controlos, Qui-quadrado corrigido de Yates= 1,9630 df=1, P = 0,1610. O rácio de Odd é de 2,74 e o intervalo de confiança é de 0,81 a 9,20. (Tabela 20 e Gráfico 16)

Os doentes com doenças periodontais (casos) tinham uma prevalência mais elevada (3,5%) de doenças respiratórias (entre 14 doentes, 8 asmáticos, 4 tuberculose, 2 DPOC) do que os doentes sem doenças periodontais (controlos) (1%) (2 asmáticos). O teste do Qui-quadrado corrigido de Yates avaliou a existência de uma diferença significativa entre casos e controlos, Qui-quadrado corrigido de Yates= 24,3201, P = 0,0080*. O rácio de Odd é de 3,59 e o intervalo de confiança é de 0,85 a 15,23. (Tabela 21 e Gráfico 17)

Os doentes com doenças periodontais (casos) apresentaram uma maior prevalência (2%) de epilepsia do que os doentes sem doenças periodontais (controlos) (0,5%). O teste do Qui-quadrado corrigido de Yates avaliou que não há diferença significativa entre casos e controlos, Qui-quadrado corrigido de Yates= 1,1420, df=1 P = 0,2850. O rácio de Odd é de 4,06 e o intervalo de confiança é de 0,57 a 29,05. (Tabela 22 e Gráfico 18)

Os doentes com doenças periodontais (casos) apresentaram uma prevalência menor (1,75%) de doenças do sangue (entre 7 doentes, 6- anemia e 1-leucemia) do que os doentes sem doenças periodontais (controlos) (2,5%) (entre 5 doentes, 4- anemia e 1-hemofilia). O teste do qui-quadrado avaliou que não há diferença significativa entre casos e controlos, qui-quadrado= 0,3830 df=1 p=0,5361. A razão de Odd é de 0,69 e o intervalo de confiança é de 0,23 a 2,11. (Tabela 23 e Gráfico 19)

Os doentes com doenças periodontais (casos) apresentaram uma prevalência mais elevada (0,5%) de doenças hepáticas (entre 2 doentes, 1 hepatite B e 1 iterícia) do que os doentes sem doenças periodontais (controlos) (0%). O teste do Qui-quadrado corrigido de Yates avaliou que não há diferença significativa entre casos e controlos, Qui-quadrado corrigido de Yates = 0,0630, df=1, P = 0,8020. Uma vez que a frequência é muito reduzida, não é possível calcular o rácio de Odds e os intervalos de confiança. (Tabela 24 e Gráfico 20)

A prevalência de perturbações psiquiátricas em ambos os casos e controlos é a mesma (0,5%). O teste do Qui-quadrado corrigido de Yates avaliou que não há diferença significativa entre casos e controlos, Qui-quadrado corrigido de Yates= 0,0000, df=1, P =1,0000. O rácio de Odd é de 0,99 e o intervalo de confiança é de 0,14 a 7,12. (Tabela 25 e Gráfico 21)

Os doentes com doenças periodontais (casos) apresentaram uma prevalência inferior (0,25%) de SIDA/VIH do que os doentes sem doenças periodontais (controlos) (1%). O teste do Qui-quadrado corrigido de Yates avaliou que não há diferença significativa entre casos e controlos, Qui-quadrado corrigido de Yates = 0,3770 df=1, P = 0,539. O rácio de Odd é de 0,25 e o intervalo de confiança é de 0,03 a 1,78 (Tabela 26 e Gráfico 22).

Tabela 1: Distribuição dos sujeitos do estudo de acordo com a faixa etária e os grupos de estudo

Faixa etária	Casos	%	Controlos	%	Total	%
18-29	36	9.00	93	46.50	129	21.50
30-39	96	24.00	76	38.00	172	28.67
40-49	102	25.50	21	10.50	123	20.50
50-59	95	23.75	10	5.00	105	17.50
60+	71	17.75	0	0.00	71	11.83
Total	400	100.00	200	100.00	600	100.00

Faixa etária	Casos	%	Controlos	%	Total	%
18-39	132	33.00	169	84.50	301	50.17
40+	268	67.00	31	15.50	299	49.83
Total	400	100.00	200	100.00	600	100.00

Tabela 2: Distribuição dos sujeitos de estudo segundo o género e os grupos de estudo

Género	Casos	%	Controlos	%	Total	%
Masculino	212	53.00	110	55.00	322	53.67
Feminino	188	47.00	90	45.00	278	46.33
Total	400	100.00	200	100.00	600	100.00

Tabela 3: Média e DP da idade de acordo com os grupos de estudo

Grupo	Meios	Desv. Std.
Casos	46.59	13.20
Controlos	31.89	8.64
Total	41.69	13.75

Tabela 4: Média e DP da idade de acordo com os grupos de estudo e o sexo

Grupo	Sexo	Idade média	Desvio padrão Idade
Casos	Masculino	46.67	13.29
	Feminino	46.51	13.14
	Total	46.59	13.20
Controlos	Masculino	32.29	8.32
	Feminino	31.39	9.04
	Total	31.89	8.64

Tabela 5a: Prevalência de doenças sistémicas por grupo etário (casos)

Faixa etária	Número total de doentes	Doentes com doenças sistémicas	Percentagem
18-29	36	9	25
30-39	96	38	39.58
40-49	102	53	51.96
50-59	95	67	70.52
60+	71	39	54.92
Total	400	206	51.5%

Quadro 5b. Homens

Idade	Total de doentes	Doentes com doenças sistémicas	Percentagem
18- 29	20	6	30
30- 39	50	22	44

40- 49	54	28	51.85
50- 59	50	36	72
>60	38	22	57.89
Totais	212	114	53.77%

Tabela 5c. Mulheres

Idade	Total de pacientes	Doentes com doenças sistémicas	Percentagem
18- 29	16	3	18.75
30- 39	46	16	34.78
40- 49	48	25	52.08
50- 59	45	31	68.88
>60	33	17	51.51
Totais	188	92	48.93%

Quadro 6: Prevalência de doenças sistémicas por grupo etário (controlos)

Grupo etário	Número total de doentes	Doentes com doenças sistémicas	Percentagem
18-29	93	16	17.20
30-39	76	10	13.15
40-49	21	7	33.33
50-59	10	4	40
60+	0	0	0
Total	200	37	18.5%

Tabela 7: Número de doentes que referem vários tipos de doenças sistémicas nos casos

Tipo de doenças sistémicas	Homens	Feminino	Total
Hipertensão	35	33	68(17%)
Diabetes Mellitus	30	21	51(12.75%)

Alergias a medicamentos	17	20	37(9.25%)
Doenças CVS	14	7	21(5.25%)
CA e RT	12	9	21(5.25%)
Doenças do aparelho digestivo	7	10	17(4.25%)
Doenças ósseas	8	8	16(4%)
Doenças respiratórias	9	5	14(3.5%)
Epilepsia	3	5	8(2%)
Doenças do sangue	3	4	7(1.75%)
Doenças do fígado	1	1	2(0.5%)
Perturbações psicológicas	0	2	2(0.5%)
SIDA/VIH	0	1	1(0.25%)
TOTAL	139	126	265(69.5%)

Tabela 8: Distribuição das amostras do estudo de acordo com os grupos de estudo com periodontite (de acordo com a pontuação PI de Russell)

Faixa etária	Início da doença periodontal destrutiva	%	Doença periodontal destrutiva estabelecida	%	Doença terminal	%	Total
18-29	30	83.33	6	16.67	0	0.00	36
30-39	48	50.00	40	41.67	8	8.33	96
40-49	36	35.29	35	34.31	31	30.39	102
50-59	18	18.95	35	36.84	42	44.21	95
60+	0	0.00	5	7.04	66	92.96	71
Total	132	33.00	121	30.25	147	36.75	400

Qui-quadrado=184,1401 df=8 p=0,0000*

Tabela 9: Comparação entre casos e controlos no que respeita ao número médio de dentes presentes

Grupo	n	Média	SD	valor t	valor de p
Casos	400	28.1825	3.2466	-4.1877	0.0000*
Controlos	200	29.2700	2.4262		

Tabela 10: Comparação dos grupos etários em relação ao número médio de dentes presentes

Grupos etários	Meios	Desvio padrão
18-29	29.3411	1.7477
30-39	29.2616	2.5006
40-49	29.4146	1.6090
50-59	28.9714	3.1054
60+	23.2254	2.5757
Total	28.5450	3.0397
Valor F	105.0898	
valor de p	0.0000*	
Comparação entre pares através do procedimento post hoc múltiplo de Newman Keuls		
18-29 a 30-39	p-valor =0,8004	
18-29 a 40-49	p-valor =0,8150	
18-29 a 50-59	p-valor =0,4675	
18-29 a 60+	Valor de p =0,0000*	
30-39 a 40-49	p-valor =0,8776	
30-39 a 50-59	p-valor =0,3558	
30-39 a 60+	Valor de p =0,0000*	
40-49 a 50-59	p-valor =0,4929	
40-49 a 60+	Valor de p =0,0000*	
50-59 a 60+	Valor de p =0,0000*	

Tabela 11: Distribuição das amostras do estudo de acordo com os grupos de estudo com dentes cariados

Faixa etária	Número total de doentes	Pacientes com dentes cariados	Percentagem
18-29	36	19	52.77
30-39	96	65	67.70
40-49	102	58	56.86
50-59	95	47	49.47
60+	71	45	63.38
Total	400	234	58.50

Tabela 12: Doentes que fumam ou têm antecedentes de tabagismo entre os doentes com doenças sistémicas.

Doenças sistémicas	N.º total de doentes	Homens fumadores	Mulheres fumadoras	N.º total de doentes fumadores	Percentagem
Doenças CVS	21	13	0	13	61.90%
Cancro e RT	21	12	0	12	57.14%
Doenças respiratórias	14	8	0	8	57.14%
Doenças do aparelho digestivo	17	8	0	8	47.05%
Hipertensão	68	27	0	27	39. 07%
Alergias	37	13	0	13	35.13%
Diabetes	51	15	0	15	29.41%
Total	229	96	0	96	41.92%

Quadro 13: Doentes que fumam ou têm antecedentes de tabagismo e outros hábitos entre os casos e os controlos

	Casos (n=400)	Percentagem	Controlos (n=200)	Percentagem
Fumar	96	24%	13	6.5%
Álcool	56	14%	7	3.5%

Tabaco/Gutakha/ Mastigação de noz de bétele	126	31.5%	9	4.5%
Total	278	69.5%	29	14.5%

Quadro 14: Comparação da prevalência de hipertensão entre casos e controlos

Hipertensão	Casos	%	Controlos	%	Total	%
Com	68	17.00	4	2.00	72	12.00
Sem	332	83.00	196	98.00	528	88.00
Total	400	100.00	200	100.00	600	100.00
Qui-quadrado corrigido de Yates= 27,9770, df=1, P = 0,0000*						
Rácio ODDS=10,04						
Intervalo de confiança=3,63 a 27,74						

Quadro 15: Comparação da prevalência de diabéticos entre casos e controlos

Diabetes	Casos	%	Controlos	%	Total	%
Com	51	12.75	5	2.50	56	9.33
Sem	349	87.25	195	97.50	544	90.67
Total	400	100.00	200	100.00	600	100.00
Qui-quadrado= 16,5540 df=1 p=0,00005*						
Rácio ODDS=5,70						
Intervalo de confiança=1,79 a 11,48						

Quadro 16: Comparação da prevalência de alergia a medicamentos entre casos e controlos

Alergia a medicamentos	Casos	%	Controlos	%	Total	%
Com	37	9.25	9	4.50	46	7.67
Sem	363	90.75	191	95.50	554	92.33
Total	400	100.00	200	100.00	600	100.00
Qui-quadrado = 4,2501 df=1 p=0,0392*						

Rácio ODDS=2,16
Intervalo de confiança=1,03 a 4,54

Quadro 17: Comparação da prevalência de perturbações do SCV entre casos e controlos

Doenças CVS	Casos	%	Controlos	%	Total	%
Com	21	5.25	0	0.00	21	3.50
Sem	379	94.75	200	100.00	579	96.50
Total	400	100.00	200	100.00	600	100.00
Qui-quadrado corrigido de Yates= 9,3820, df=1, P = 0,0020*						
Rácio ODDS=22,72						
Intervalo de confiança=1,46 a 353,50						

Quadro 18: Comparação da prevalência de cancro e de IR entre casos e controlos

Cancro e RT	Casos	%	Controlos	%	Total	%
Com	21	5.25	1	0.50	22	3.67
Sem	379	94.75	199	99.50	578	96.33
Total	400	100.00	200	100.00	600	100.00
Qui-quadrado corrigido de Yates = 7,2250, df=1, P = 0,0070*						
Rácio ODDS=11,03						
Intervalo de confiança=1,54 a 78,87						

Quadro 19: Comparação da prevalência de doenças gastrointestinais entre casos e controlos

Distúrbios gastrointestinais	Casos	%	Controlos	%	Total	%
Com	17	4.25	4	2.00	21	3.50
Sem	383	95.75	196	98.00	579	96.50
Total	400	100.00	200	100.00	600	100.00
Qui-quadrado corrigido de Yates = 1,3880 df=1, P = 0,2390						
Rácio ODDS=2,17						

Intervalo de confiança=0,74 a 6,38

Quadro 20: Comparação da prevalência de doenças ósseas entre casos e controlos

Distúrbios ósseos	Casos	%	Controlos	%	Total	%
Com	16	4.00	3	1.50	19	3.17
Sem	384	96.00	197	98.50	581	96.83
Total	400	100.00	200	100.00	600	100.00
Qui-quadrado corrigido de Yates = 1,9630 df=1, P = 0,1610						
Rácio ODDS=2,74						
Intervalo de confiança=0,81 a 9,20						

Quadro 21: Comparação da prevalência de doenças respiratórias entre casos e controlos

Respiratório	Casos	%	Controlos	%	Total	%
Com	14	3.50	2	1.00	16	2.67
Sem	386	96.50	198	99.00	584	97.33
Total	400	100.00	200	100.00	600	100.00
Qui quadrado corrigido de Yates– 24,3201, df– P – 0,0080*						
Rácio ODDS=3,59						
Intervalo de confiança=0,85 a 15,23						

Quadro 22: Comparação da prevalência da epilepsia entre casos e controlos

Epilepsia	Casos	%	Controlos	%	Total	%
Com	8	2.00	1	0.50	9	1.50
Sem	392	98.00	199	99.50	591	98.50
Total	400	100.00	200	100.00	600	100.00
Qui-quadrado corrigido de Yates= 1,1420, df=1 P = 0,2850						
Rácio ODDS=4,06						
Intervalo de confiança=0,57 a 29,05						

Quadro 23: Comparação da prevalência de doenças do sangue entre casos e controlos

Doenças do sangue	Casos	%	Controlos	%	Total	%
Com	7	1.75	5	2.50	12	2.00
Sem	393	98.25	195	97.50	588	98.00
Total	400	100.00	200	100.00	600	100.00
Qui-quadrado=0,3830 df=1 p=0,5361						
Rácio ODDS=0,69						
Intervalo de confiança=0,23 a 2,11						

Quadro 24: Comparação da prevalência de doenças hepáticas entre casos e controlos

Doenças do fígado	Casos	%	Controlos	%	Total	%
Com	2	0.50	0	0.00	2	0.33
Sem	398	99.50	200	100.00	598	99.67
Total	400	100.00	200	100.00	600	100.00
Qui-quadrado corrigido de Yates = 0,0630, df=1, P = 0,8020						

Tabela 25: Comparação da prevalência de perturbações psiquiátricas entre casos e controlos

Psiquiátrico	Casos	%	Controlos	%	Total	%
Com	2	0.50	1	0.50	3	0.50
Sem	398	99.50	199	99.50	597	99.50
Total	400	100.00	200	100.00	600	100.00
Qui-quadrado corrigido de Yates = 0,0000 , df=1, P =1,0000						
Rácio ODDS=0,99						
Intervalo de confiança=0,14 a 7,12						

Tabela 26: Comparação da prevalência da SIDA/HIV entre casos e controlos

SIDA/VIH	Casos	%	Controlos	%	Total	%
Com	1	0.25	2	1.00	3	0.50
Sem	399	99.75	198	99.00	597	99.50
Total	400	100.00	200	100.00	600	100.00
Qui-quadrado corrigido de Yates = 0,3770 df=1, P = 0,539						
Rácio ODDS=0,25						
Intervalo de confiança=0,03 a 1,78						

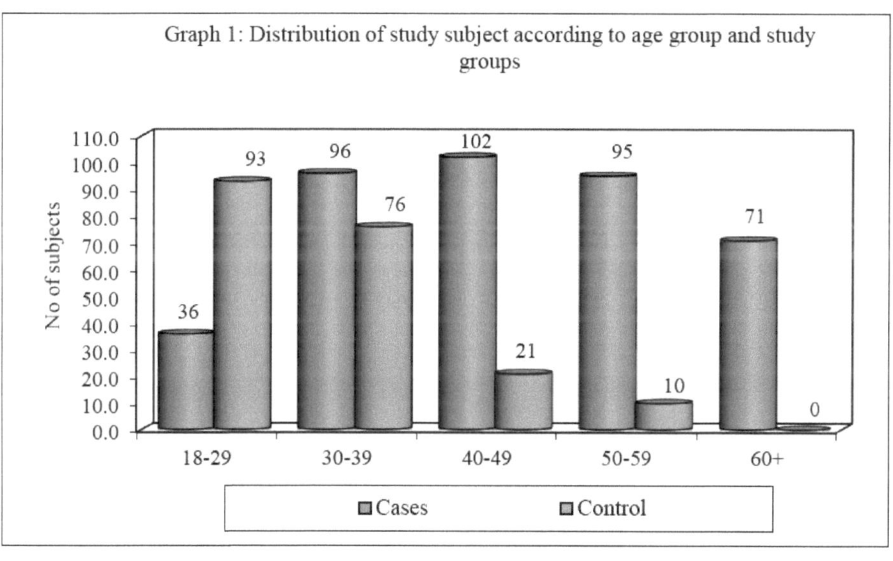

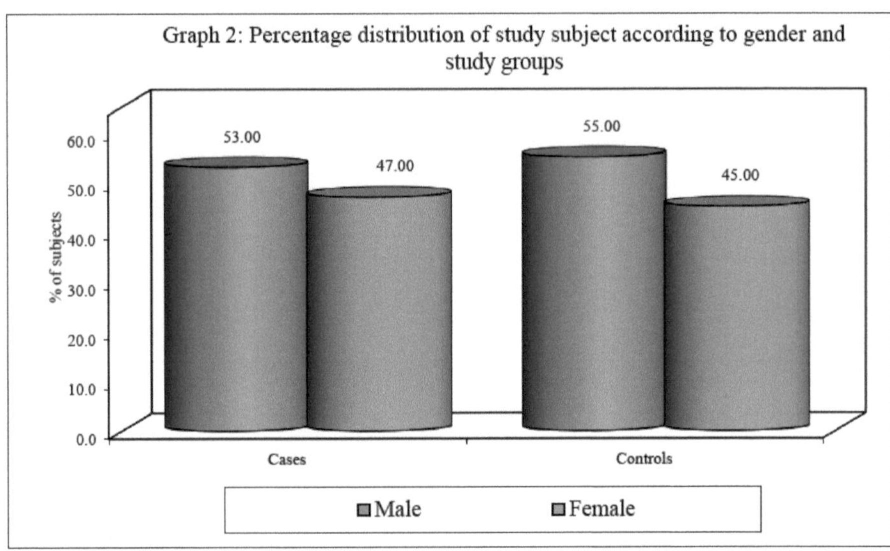
Graph 2: Percentage distribution of study subject according to gender and study groups
% of subjects
60.0
50.0
40.0
30.0
20.0
10.0
0.0
53.00
47.00
55.00
45.00
Cases
Controls
Male
Female

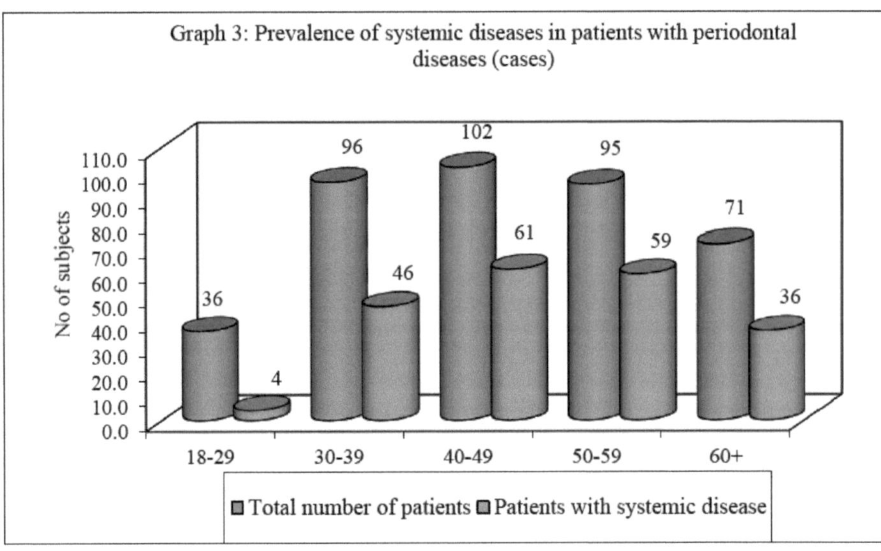
Graph 3: Prevalence of systemic diseases in patients with periodontal diseases (cases)
No of subjects
110.0
100.0
90.0
80.0
70.0
60.0
50.0
40.0
30.0
20.0
10.0
0.0
36
4
96
46
102
61
95
59
71
36
18-29
30-39
40-49
50-59
60+
Total number of patients
Patients with systemic disease

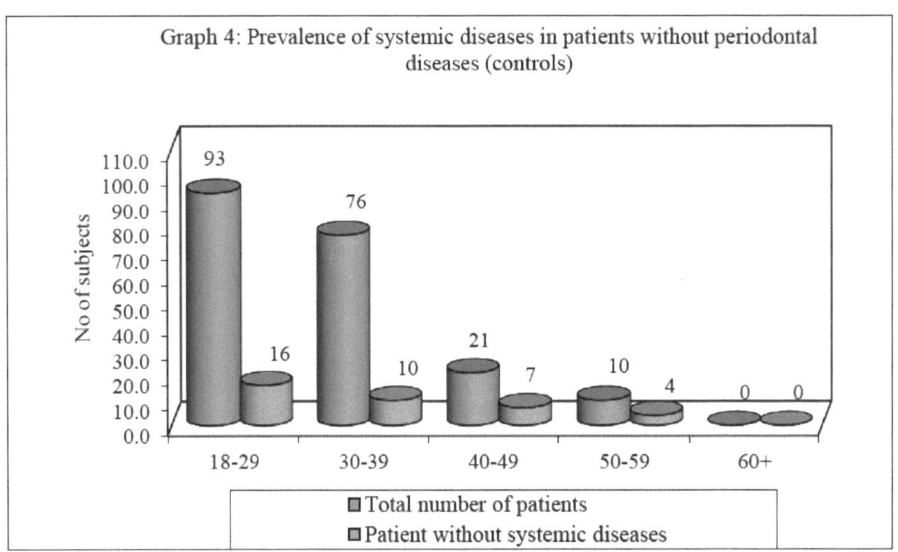

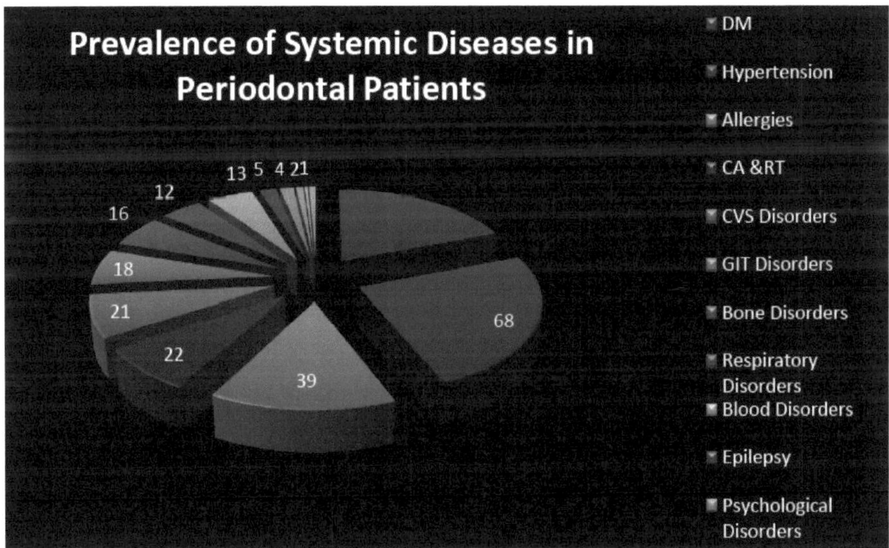

Gráfico 5: Prevalência de doenças sistémicas em pacientes com doenças periodontais

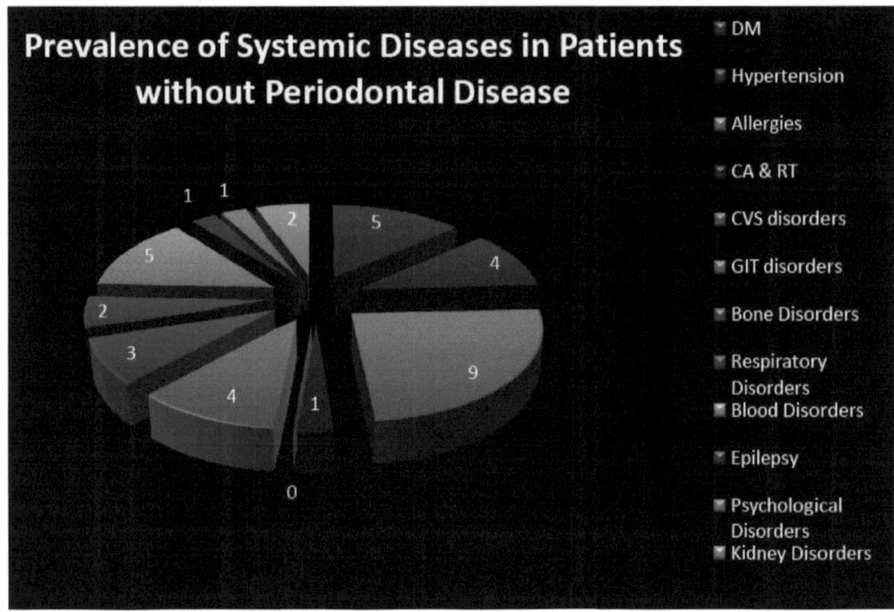

Gráfico 6: Prevalência de doenças sistémicas em pacientes sem doenças periodontais

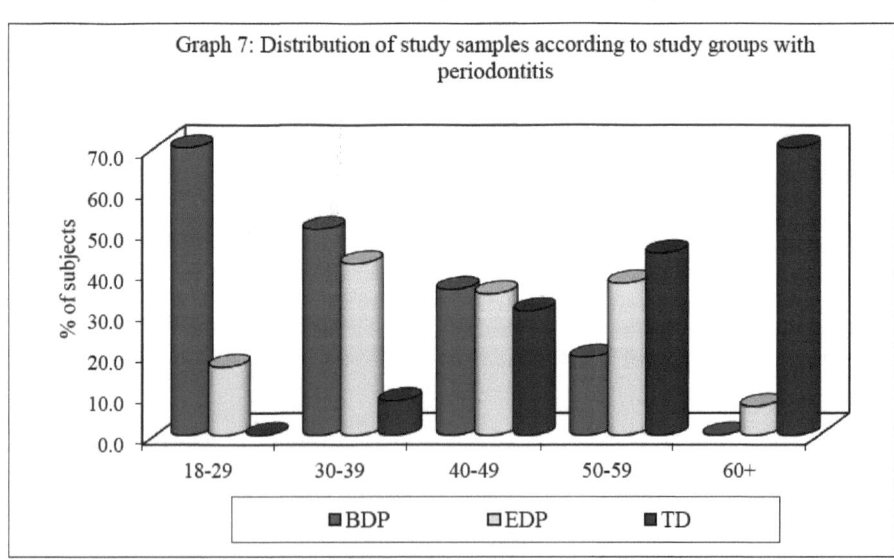

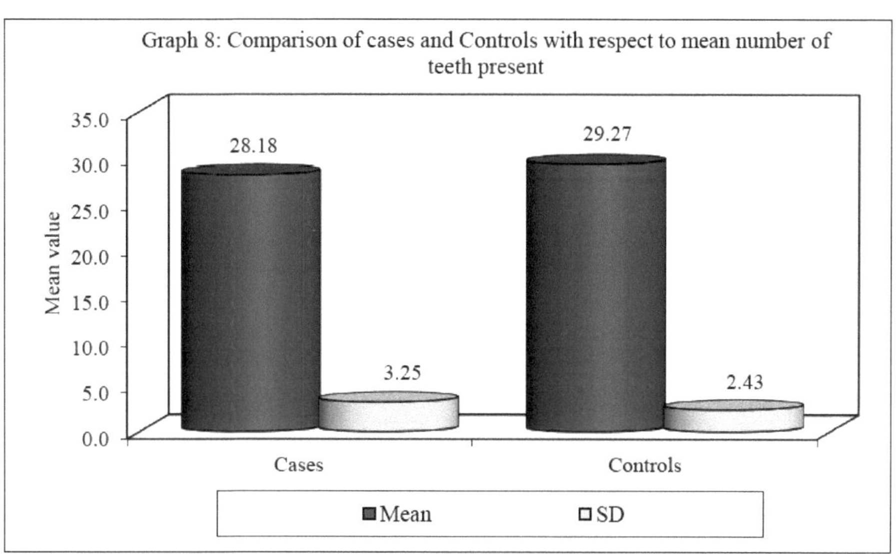
Graph 8: Comparison of cases and Controls with respect to mean number of teeth present
35.0
30.0
25.0
20.0
15.0
10.0
5.0
0.0
Mean value
28.18
3.25
29.27
2.43
Cases
Controls
Mean
SD

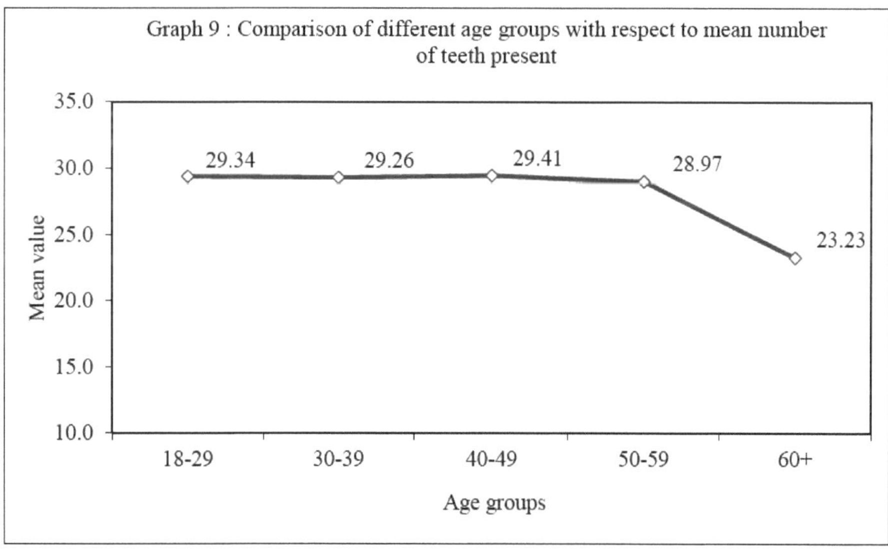
Graph 9 : Comparison of different age groups with respect to mean number of teeth present
35.0
30.0
25.0
20.0
15.0
10.0
Mean value
29.34
29.26
29.41
28.97
23.23
18-29
30-39
40-49
50-59
60+
Age groups

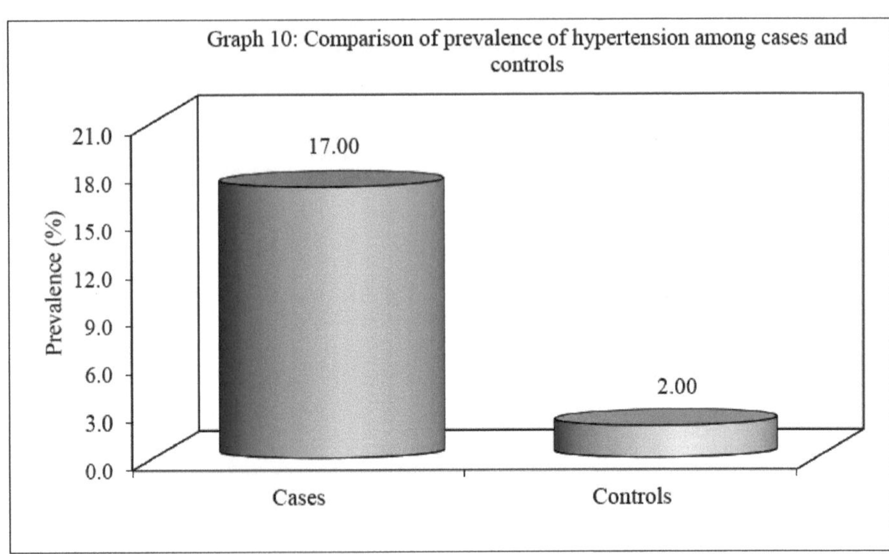
Graph 10: Comparison of prevalence of hypertension among cases and controls
21.0
18.0
15.0
12.0
9.0
6.0
3.0
0.0
Prevalence (%)
17.00
2.00
Cases
Controls

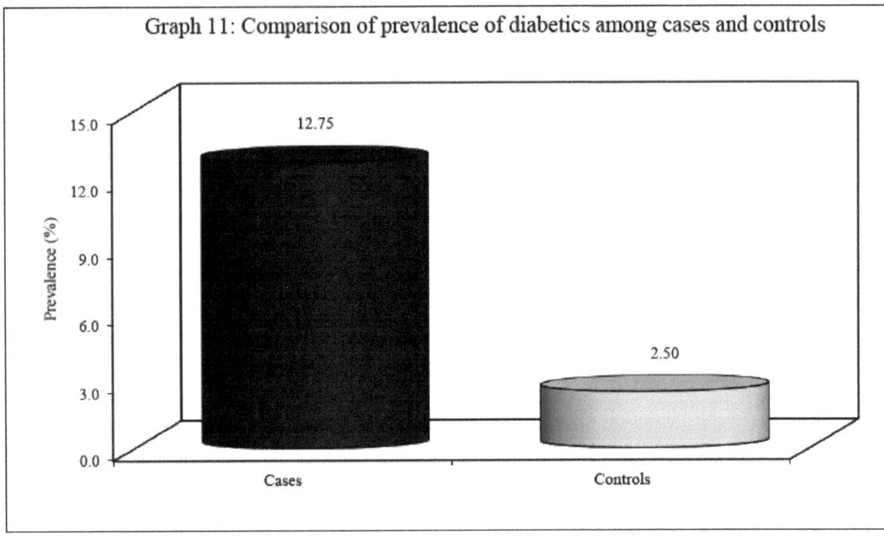
Graph 11: Comparison of prevalence of diabetics among cases and controls
15.0
12.0
9.0
6.0
3.0
0.0
Prevalence (%)
12.75
2.50
Cases
Controls

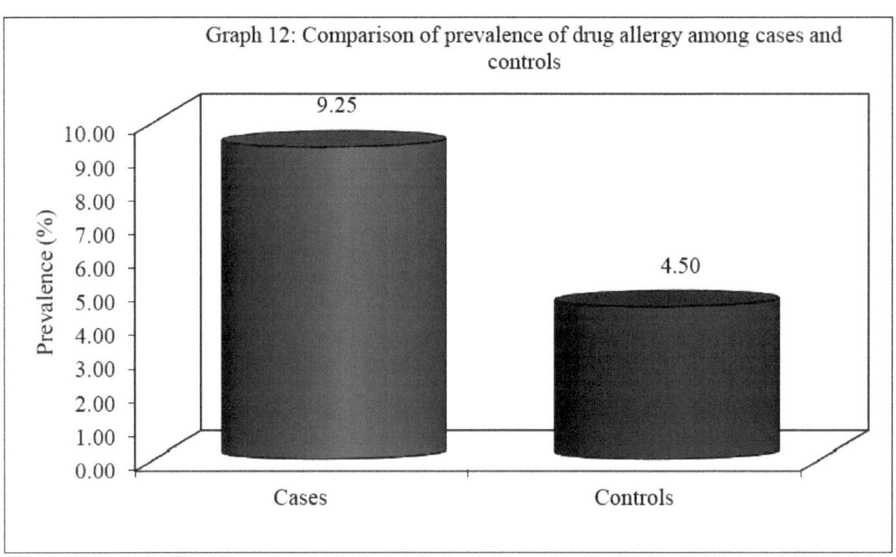
Graph 12: Comparison of prevalence of drug allergy among cases and controls
Prevalence (%)
10.00
9.00
8.00
7.00
6.00
5.00
4.00
3.00
2.00
1.00
0.00
9.25
4.50
Cases
Controls

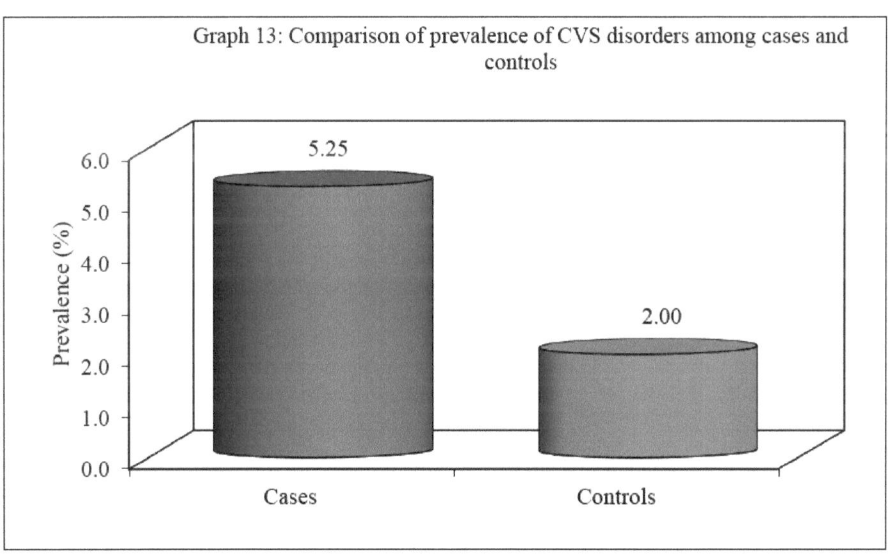
Graph 13: Comparison of prevalence of CVS disorders among cases and controls
Prevalence (%)
6.0
5.0
4.0
3.0
2.0
1.0
0.0
5.25
2.00
Cases
Controls

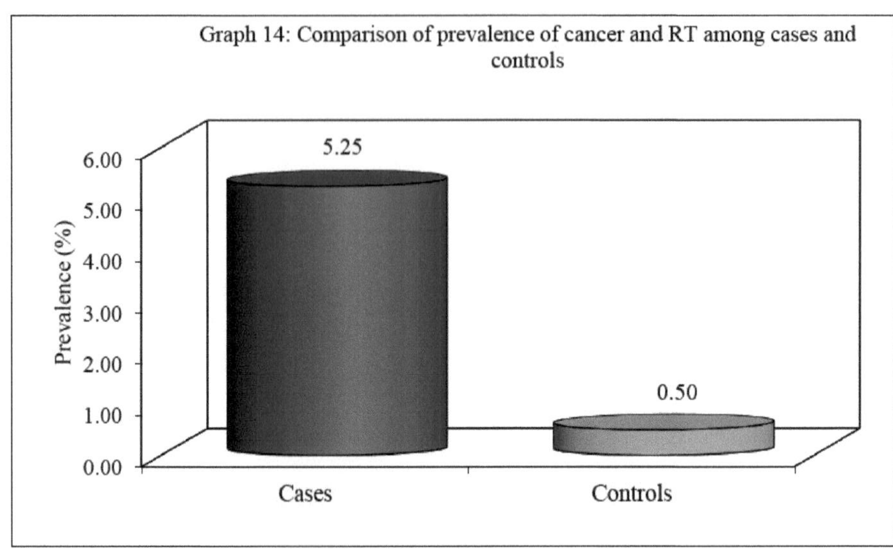
Graph 14: Comparison of prevalence of cancer and RT among cases and controls
Prevalence (%)
6.00
5.00
4.00
3.00
2.00
1.00
0.00
5.25
0.50
Cases
Controls

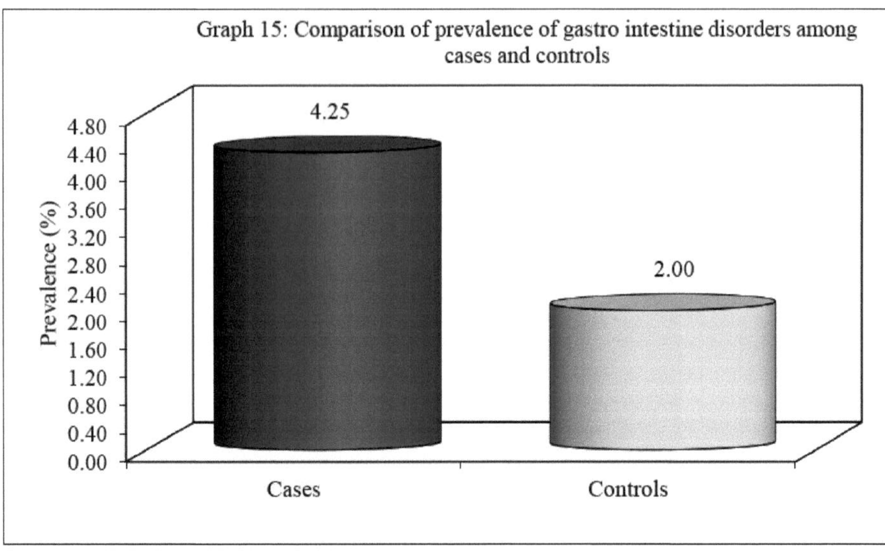
Graph 15: Comparison of prevalence of gastro intestine disorders among cases and controls
Prevalence (%)
4.80
4.40
4.00
3.60
3.20
2.80
2.40
2.00
1.60
1.20
0.80
0.40
0.00
4.25
2.00
Cases
Controls

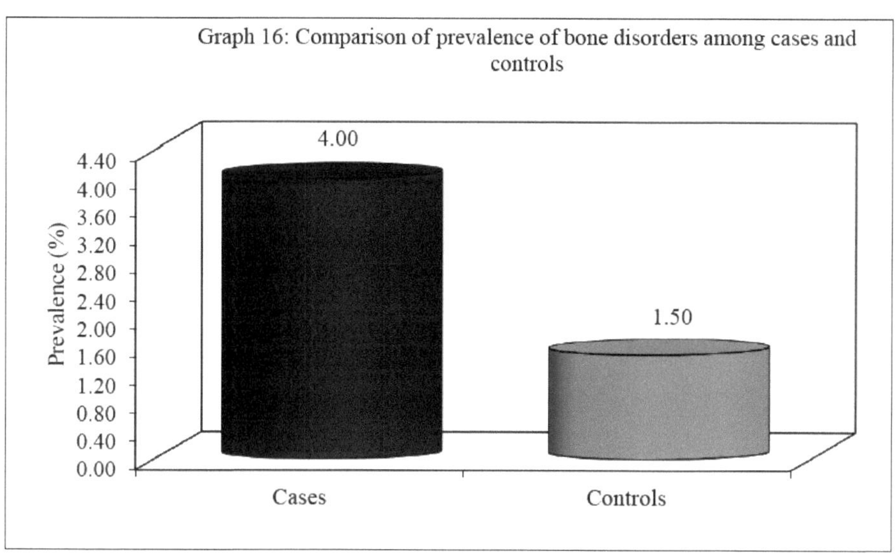
Graph 16: Comparison of prevalence of bone disorders among cases and controls
4.00
1.50
4.40
4.00
3.60
3.20
2.80
2.40
2.00
1.60
1.20
0.80
0.40
0.00
Prevalence (%)
Cases
Controls

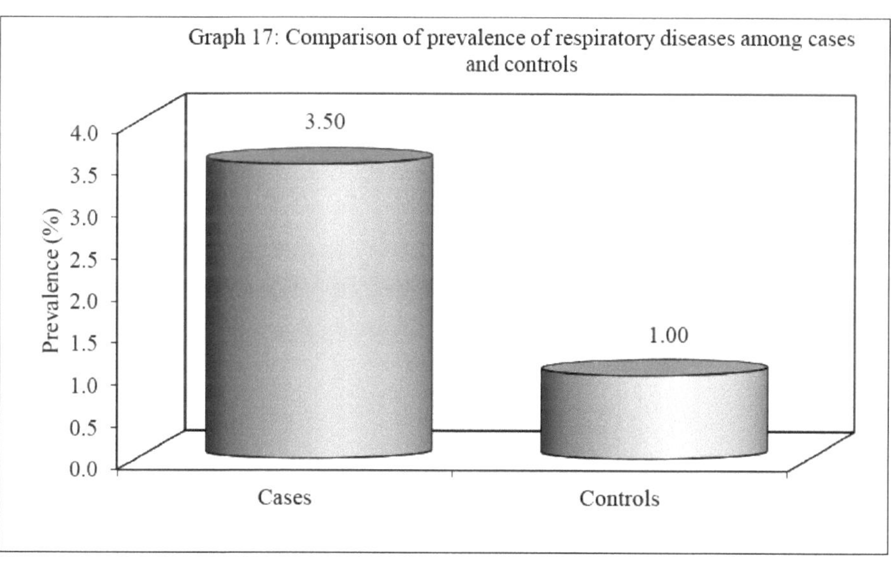
Graph 17: Comparison of prevalence of respiratory diseases among cases and controls
3.50
1.00
4.0
3.5
3.0
2.5
2.0
1.5
1.0
0.5
0.0
Prevalence (%)
Cases
Controls

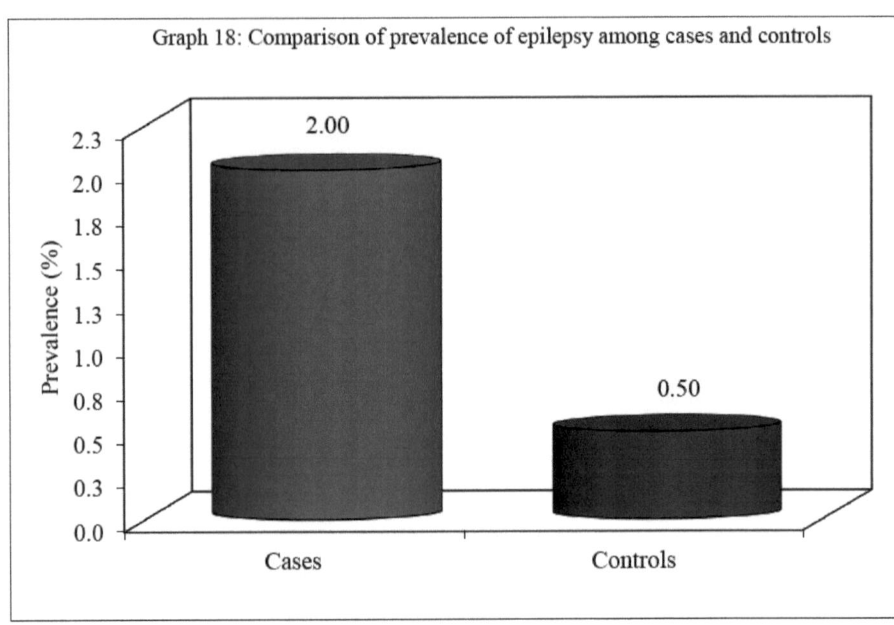
Graph 18: Comparison of prevalence of epilepsy among cases and controls
Prevalence (%)
2.3
2.0
1.8
1.5
1.3
1.0
0.8
0.5
0.3
0.0
2.00
0.50
Cases
Controls

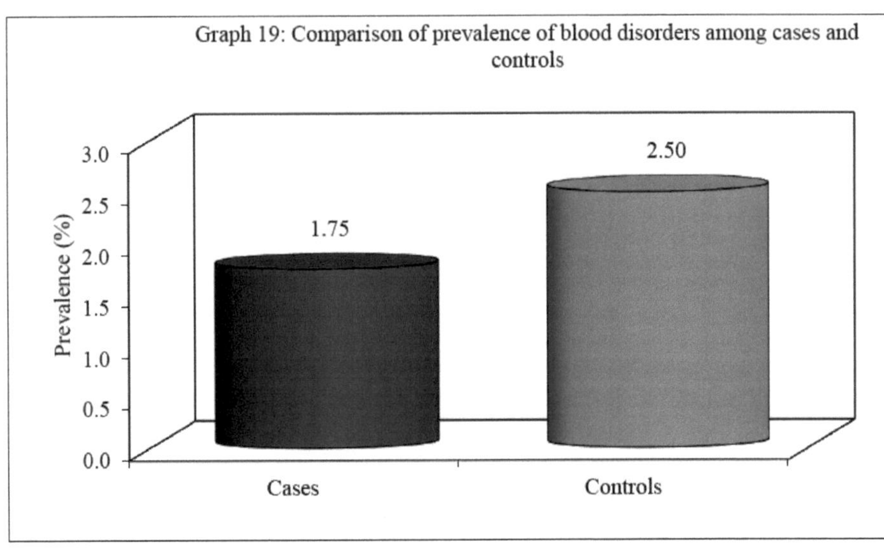
Graph 19: Comparison of prevalence of blood disorders among cases and controls
Prevalence (%)
3.0
2.5
2.0
1.5
1.0
0.5
0.0
1.75
2.50
Cases
Controls

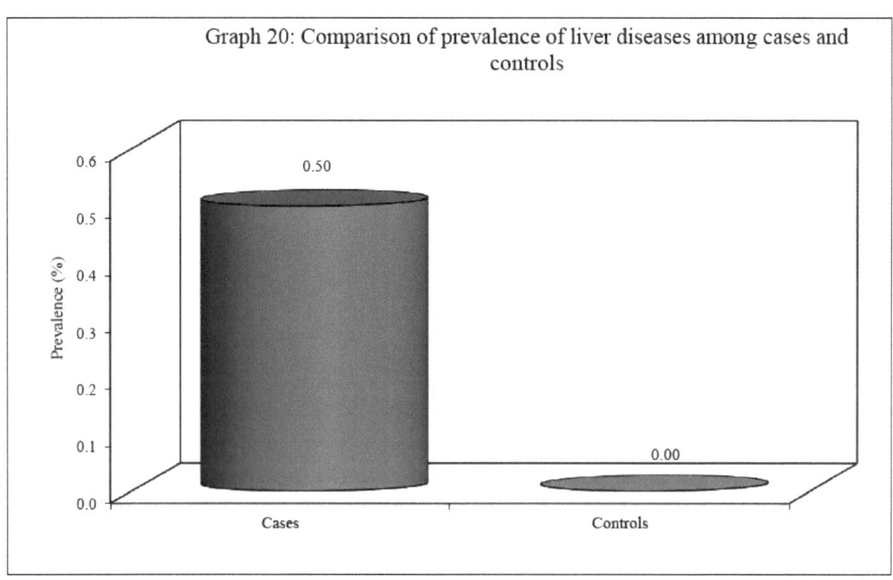
Graph 20: Comparison of prevalence of liver diseases among cases and controls
Prevalence (%)
0.6
0.5
0.4
0.3
0.2
0.1
0.0
0.50
0.00
Cases
Controls

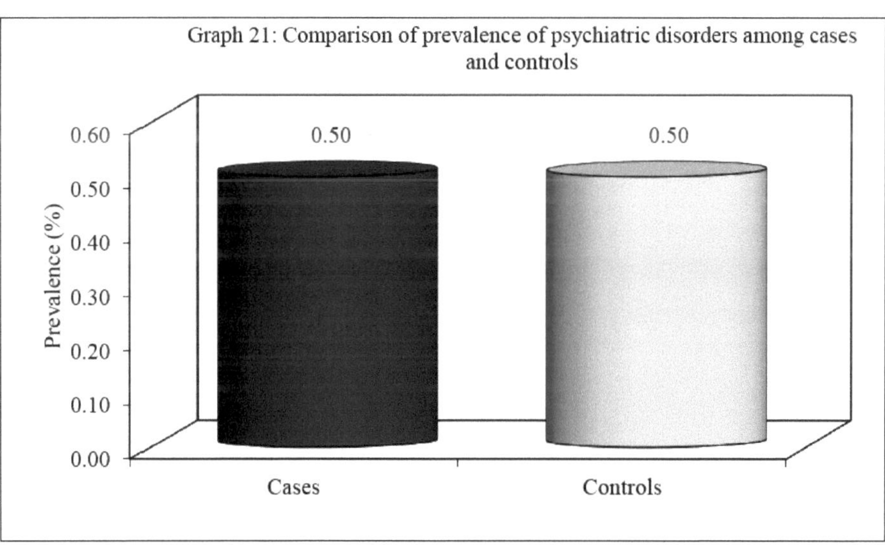
Graph 21: Comparison of prevalence of psychiatric disorders among cases and controls
Prevalence (%)
0.60
0.50
0.40
0.30
0.20
0.10
0.00
0.50
0.50
Cases
Controls

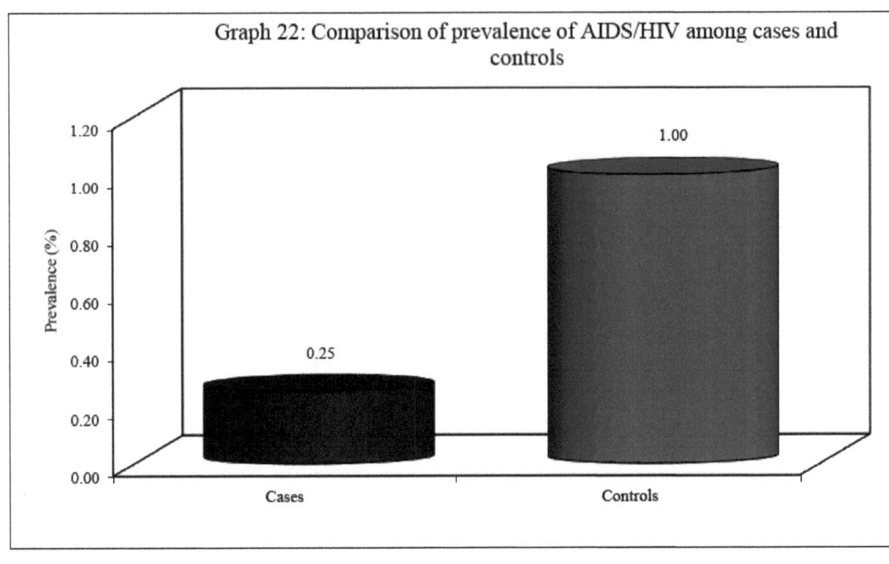
Graph 22: Comparison of prevalence of AIDS/HIV among cases and controls
1.20
1.00
0.80
0.60
0.40
0.20
0.00
Prevalence (%)
0.25
1.00
Cases
Controls

Capítulo 7. Discussão

Está bem documentado que as condições sistémicas podem afetar a cavidade oral, em contrapartida, as condições orais que afectam a saúde sistémica permanecem especulativas. Esta nova e excitante era de investigação tem implicações clínicas e de saúde pública de grande alcance. As provas mais fortes do papel da doença periodontal como fator de risco provêm de estudos de intervenção bem controlados.

Uma vez que a saúde oral está intimamente relacionada com a saúde sistémica, pois a boca está verdadeiramente ligada ao resto do corpo, a direccionalidade das relações especiais tem de ser clarificada. A possibilidade de reduzir a morbilidade e a mortalidade por doenças sistémicas através da melhoria da saúde periodontal torna imperativo que esta relação seja examinada mais de perto.

A suscetibilidade à doença periodontal varia entre as pessoas e não é uniforme. Por conseguinte, a atenção é dirigida para a identificação de atributos e exposições específicos, que, por sua vez, podem afetar as consequências sistémicas da periodontite. Os factores de risco podem envolver a resposta do hospedeiro, a flora patogénica, a idade, o sexo, a educação e a frequência das visitas ao dentista.

Utilizando dados obtidos a partir de um questionário de saúde auto-referido, foi possível determinar a extensão das condições sistémicas referidas pelos pacientes que frequentam os consultórios dentários gerais. A maioria dos centros de saúde utiliza o questionário de saúde auto-referido para avaliar o historial médico do paciente. Muitos estudos demonstraram a superioridade do questionário de saúde no que respeita à identificação de condições médicas importantes, em comparação com a inquirição verbal ao lado da cadeira[48-50] . Os estudos demonstraram que o questionário de saúde auto-reportado pode ser utilizado de forma fiável para investigação clínica ou social. .[27, 51]

No nosso estudo, dos 400 pacientes com doença periodontal (casos), 206 (51,5%) tinham um historial médico positivo, e nos 200 pacientes sem doença periodontal (controlos) apenas 37 (18,5%) tinham uma ou mais doenças sistémicas, o que é significativamente menor. A prevalência de doenças sistémicas encontrada no nosso estudo (51,5%) é ligeiramente superior à prevalência encontrada num estudo semelhante com 391 doentes com periodontite.[11]

A percentagem de doentes com idade superior a 40 anos no nosso estudo (67%) é ligeiramente superior à de outro estudo (65,5%). Também uma percentagem mais elevada (17,75%) de doentes no nosso estudo tinha 60 anos ou mais, ao passo que apenas 10% dos doentes se encontravam no grupo etário dos 60 anos ou mais noutros estudos.[11]

A prevalência de doenças sistémicas aumentou com o aumento da idade, tanto em pacientes com doença periodontal como em pacientes sem doença periodontal. 18- 29 (25%), 30- 39 (39,58%), 40- 49 (51,96%), 50- 59 (70,52%) exceto no grupo etário >60 (54,92%) e 1829 (17,20%), 40- 49 (33,33%), 50- 59 (40%), exceto 30- 39 (13,15%) respetivamente. Não foram encontrados pacientes no grupo etário acima dos 60 anos sem doença periodontal. Este facto está de acordo com outros estudos[11, 29, 33, 40, 50] que referem que a prevalência de doenças sistémicas nesta população aumenta com o aumento da idade.

No nosso estudo, a prevalência de doenças sistémicas nos homens (53,77%) é superior à das mulheres (48,93%). No estudo de Brasher e Rees foram encontrados os mesmos resultados.[11]

No nosso estudo, as condições mais frequentes encontradas em pacientes com doença periodontal foram: hipertensão (24,46%), diabetes mellitus (19,06%), alergias a medicamentos (14,02%), cancro e radioterapia (7,91), doenças cardiovasculares (7.55%), perturbações gastrointestinais (6,47%), perturbações ósseas (5,75%), perturbações sanguíneas (4,67%), doenças respiratórias (4,31%), epilepsia (2,87%), perturbações psicológicas (1,79%), perturbações renais (0,71%) e SIDA (0,35%). Em alguns estudos[10,11], as condições médicas encontradas com maior frequência foram a alergia a medicamentos e as perturbações cardiovasculares (nota: os autores incluíram a hipertensão no seu grupo vascular sanguíneo, que, quando fundido com o seu grupo cardíaco, deu uma incidência combinada de 23,5% no estudo de 1970)[10,11]. Outros investigadores[50] relataram que, entre 130 pacientes dentários, a condição sistémica com a taxa de prevalência mais elevada (16,2%) foi a doença cardiovascular. Num estudo[52] de 2.107 doentes dentários, 14,4% tinham hipertensão e 5,6% outros problemas cardiovasculares. Um autor[28] relatou que a doença cardiovascular é o problema médico mais prevalente. Sonis et, al. também descobriram que os problemas cardiovasculares e as reacções a medicamentos eram as condições médicas mais frequentemente encontradas[29] . Num estudo[33] de 590 pacientes, 21,7% deles tinham alergia a medicamentos, 20% distúrbios cardiovasculares combinados com hipertensão. Outro autor[44] referiu que, em geral, as doenças gastrointestinais eram as mais prevalentes (11,9%), seguidas das tendências hemorrágicas (9,3%), das doenças renais (8,7%), das doenças respiratórias (8,3%) e da hipertensão (6,4%).

No nosso estudo, o número de dentes foi uma das variáveis odontológicas investigadas que foram estatisticamente significativas entre pacientes com doença periodontal e pacientes sem doença periodontal. Noutros estudos foram encontrados resultados semelhantes.[2, 37, 60] A comparação dos grupos etários relativamente ao número médio de dentes foi efectuada e foram encontrados resultados estatisticamente significativos. A comparação entre pares através da análise post hoc múltipla de Newman Keuls mostrou resultados significativos entre os grupos etários 18- 29, 30- 39, 40- 49, 50- 49 e >60 ($p<0,0001$). A possível explicação para este resultado é que, à medida que a idade do doente aumenta, o número de dentes presentes e a gravidade da periodontite aumentam.

Esta investigação comparou a prevalência de doenças sistémicas entre pacientes com diferentes graus de severidade da periodontite. Os resultados mostraram que a prevalência de doenças sistémicas era mais elevada entre os indivíduos com doença destrutiva estabelecida e doença terminal (de acordo com o Índice Periodontal de Russel)[66] . Foram encontrados resultados consistentes noutros estudos [2,61, 62]

O tabagismo é um fator de risco estabelecido para a doença periodontal. Verificou-se que os fumadores da amostra do presente estudo apresentavam uma frequência significativamente maior de gravidade da doença periodontal em comparação com os não fumadores. Uma correlação semelhante entre o tabagismo e a doença periodontal foi demonstrada noutros estudos[63, 64, 6] 5. Entre todos os fumadores, a percentagem mais elevada (61,90%) de fumadores foi encontrada em doentes com doença CVS.

No nosso estudo, a prevalência da hipertensão em doentes com doença periodontal (casos) é de 17%, que é a perturbação sistémica mais prevalente, e em doentes sem doença periodontal (controlos) é de 2%. Noutros estudos[41, 44] a prevalência da hipertensão (10,9% e 6,4%, respetivamente) é inferior à do nosso estudo. O rácio de probabilidade (10,04) e o intervalo de confiança (3,63 a 27,74) do nosso estudo são significativamente mais elevados quando comparados com outros estudos .[40]

No nosso estudo, a prevalência de Diabetes mellitus em pacientes com doença periodontal é de 12,75%, que é a segunda maior perturbação sistémica, e em pacientes sem doença periodontal é de 2,5%. Estes resultados são mais elevados quando comparados com os de outros estudos[27, 28, 33, 40, 44] . A diferença é estatisticamente significativa (p=0,00005*), o rácio de odd é de 5,70 e o intervalo de confiança é de 1,79 a 11,48. Estes resultados são mais elevados quando comparados com outros estudos[32, 33, 40] . Num estudo de Brasher e Rees[8, 10] , a prevalência de diabetes mellitus é significativamente elevada em comparação com o nosso estudo.

As alergias a medicamentos foram registadas em 9,25% dos doentes no nosso estudo. Alguns investigadores[27, 33,] encontraram 33,6% de uma população de doentes adultos com alergias e sensibilidades a medicamentos. Esta foi, de longe, a doença sistémica mais comum registada nos seus doentes. Num estudo,[40] , foi encontrada uma percentagem consideravelmente elevada de prevalência de alergias em doentes periodontais quando comparada com o presente estudo e foram encontrados resultados estatisticamente significativos, o que é consistente com o nosso estudo. Oksas[59] verificou que a ocorrência de tais reacções era muito inferior ao que era habitualmente relatado. As implicações de Oksas são que, mesmo que a incidência de verdadeiras alergias a medicamentos não seja tão elevada como a relatada, é suficientemente elevada para justificar toda a nossa atenção no tratamento dos doentes.

No nosso estudo, entre 21 pacientes com AC e RT, 17 foram diagnosticados com carcinoma de células escamosas e 4 pacientes com RT. Assim, a prevalência de AC e RT em doentes com periodontite (casos) é de 5,25% e em doentes sem periodontite (controlos) é de 0,5%. Outros estudos[10, 11, 27, 28, 33, 40] relataram uma menor prevalência de AC e RT em pacientes periodontais, que é consideravelmente menor em comparação com o presente estudo. Foi observada uma diferença significativa na presença de AC e RT entre casos e controlos. Outros investigadores[40] não encontraram resultados significativos entre pacientes com doenças periodontais e pacientes sem doenças periodontais.

No presente estudo, a prevalência de perturbações do SCV em doentes com doenças periodontais (casos) foi de 5,25%, ao passo que no grupo de controlo não foram encontrados doentes com perturbações do SCV. Poucos estudos[27, 28] relataram uma menor prevalência de distúrbios CVS, enquanto outros estudos[10, 11 33, 44] relataram uma prevalência mais elevada em comparação com o nosso estudo. A explicação possível é que outros autores incluíram a hipertensão nas doenças do SCV, enquanto no nosso estudo a hipertensão é considerada uma entidade sistémica separada. Também encontrámos uma diferença significativa na presença de doenças CVS auto-relatadas entre casos e controlos. O rácio de probabilidade é de 22,72 e o intervalo de confiança é de 1,46 a 353,50. Este resultado é significativamente mais elevado quando comparado com outros estudos. [7] A doença periodontal e a aterosclerose têm ambas causas complexas, predisposições genéticas e relacionadas com o sexo. Além disso, podem partilhar alguns factores de risco, como o tabagismo. Alguns estudos demonstraram que a inflamação e a infeção crónicas, como a periodontite, podem influenciar o processo aterosclerótico.[57] Alguns investigadores[2 36, 38, 39] encontraram uma associação significativa entre a doença periodontal e o CVS conhecido. O nosso estudo baseou-se num questionário de saúde auto-referido, relativo à saúde cardiovascular e oral.

No nosso estudo, a prevalência de doenças respiratórias em pacientes com doenças periodontais (casos) foi de 3,5% e em pacientes sem doenças periodontais (controlos) foi de 1%. A prevalência de asma foi mais elevada tanto nos casos como nos controlos. Outras doenças respiratórias registadas foram a tuberculose e a DPOC (Doença Pulmonar Obstrutiva Crónica). Foi observada uma diferença significativa entre casos e controlos. Nalguns estudos, os resultados do[27,40] foram encontrados com menor frequência do que no nosso estudo. No estudo de Yousef Saleh Khader et al[44] , a prevalência de doenças respiratórias foi avaliada em 8,7%, o que é superior à do presente estudo. EB Nery et al[28] encontraram resultados consistentes com os do nosso estudo (3,4%). Poucos estudos[53, 54] relataram que a prevalência de potenciais agentes patogénicos respiratórios aumenta em pacientes periodontais.

Podem ser levantadas várias hipóteses de mecanismos para explicar a colonização oral de microrganismos causados por agentes patogénicos respiratórios em pacientes susceptíveis. Os pacientes medicamente comprometidos podem ser propensos à colonização orofaríngea por potenciais agentes patogénicos respiratórios[55] . As placas dentárias destes indivíduos também podem fornecer uma superfície à qual os agentes patogénicos respiratórios aderem para fornecer um reservatório de infeção para a porção distal do trato respiratório .[56]

No nosso estudo, verificou-se que a prevalência de outras doenças sistémicas, como as doenças do TGI, as doenças ósseas, as doenças do sangue, a epilepsia, as doenças psicológicas, as doenças hepáticas, as doenças renais e o VIH/SIDA era inferior a 5%. Resultados semelhantes encontrados noutros estudos[27, 28, 30, 32, 33, 40, 44]

Com base neste estudo, é evidente que as doenças sistémicas desempenham frequentemente um papel importante no diagnóstico e tratamento dos pacientes com doença periodontal. A elevada prevalência de doenças sistémicas dita que o médico dentista deve obter sempre uma história clínica completa de cada paciente.

O futuro da prática dentária será dramaticamente alterado se a investigação subsequente confirmar que a doença periodontal é um verdadeiro fator de risco para a doença sistémica e que o início ou a progressão destas condições médicas podem ser reduzidos através do tratamento periodontal. Mais obviamente, haverá uma maior integração da medicina dentária e da medicina geral que trará novas oportunidades de diagnóstico e colaboração entre especialidades.

Os médicos dentistas podem também contribuir com a sua experiência na avaliação do risco de várias doenças sistémicas. O facto de as amostras de diagnóstico oral poderem ser facilmente obtidas de forma não invasiva, e a custos potencialmente mais baixos, pode oferecer vantagens importantes em relação a alguns testes médicos tradicionais. Uma maior integração da medicina e da medicina dentária exigirá provavelmente que os dentistas assumam uma maior responsabilidade pela gestão da saúde sistémica dos seus pacientes e, inversamente, que os médicos assumam um papel mais ativo na saúde oral dos seus pacientes.

Capítulo 8. Resumo

As doenças periodontais são doenças orais caracterizadas pela inflamação dos tecidos de suporte dos dentes. Normalmente, a periodontite é uma perda progressivamente destrutiva do osso e do ligamento periodontal.

Inicialmente, pensava-se que a ligação entre a doença sistémica e as doenças periodontais era unidirecional. Atualmente, há cada vez mais provas de que a relação entre estas entidades pode ser bidirecional. Estudos recentes de caso-controlo e transversais indicam que a periodontite pode conferir um aumento de 7 vezes no risco de bebés prematuros com baixo peso à nascença e um aumento de 2 vezes no risco de doenças cardiovasculares. Estes primeiros relatórios indicam a potencial associação entre a saúde sistémica e a saúde oral. Além disso, estes estudos apoiam a hipótese central de que a doença periodontal envolve uma resposta inflamatória local e sistémica do hospedeiro.

O objetivo do nosso estudo foi determinar a prevalência de doenças sistémicas em pacientes com doenças periodontais, determinar se existe uma diferença significativa na prevalência de doenças sistémicas em pacientes com doenças periodontais e pacientes sem doenças periodontais e avaliar a gravidade variável da periodontite em relação à idade, sexo e presença de doenças sistémicas. A doença periodontal destrutiva estabelecida foi encontrada com maior prevalência no grupo etário dos 50-59 anos. O estado avançado da doença periodontal foi encontrado no grupo etário dos idosos >60 anos. No entanto, no nosso estudo, afirmamos que a prevalência da ocorrência de doenças sistémicas não estava diretamente relacionada com a gravidade da doença periodontal

Os resultados revelaram que a prevalência de doenças sistémicas em pacientes com doenças periodontais era mais elevada em comparação com pacientes sem doenças periodontais e também que a prevalência de doenças sistémicas aumentava com o aumento da idade, tanto em pacientes com doenças periodontais como em pacientes sem doenças periodontais.

A análise mostrou que o número de dentes presentes em pacientes com doença periodontal e em pacientes sem doença periodontal foi estatisticamente significativo. E também foram encontrados resultados significativos na comparação de diferentes grupos etários.

No nosso estudo, verificámos que a prevalência de doenças sistémicas é mais elevada tanto em pacientes com doença periodontal como em pacientes sem doença periodontal no grupo etário dos 50-59 anos.

Foram encontradas correlações positivas estatisticamente significativas entre as doenças sistémicas como a hipertensão, a diabetes, as doenças cardiovasculares, as doenças gastrointestinais, a artrite e as doenças respiratórias e a doença periodontal.

Capítulo 9. Conclusão

Dentro do âmbito e das limitações do presente estudo, podem ser tiradas as seguintes conclusões

• Os doentes com doença periodontal têm uma prevalência aumentada em comparação com os doentes sem doença periodontal.

• Com base neste estudo, é evidente que a doença sistémica desempenha frequentemente um papel importante no diagnóstico e na gestão da doença dentária.

• Os doentes com idade superior a 40 anos apresentaram uma maior prevalência de doenças sistémicas.

• A hipertensão arterial, a diabetes mellitus, as alergias a medicamentos, as perturbações CVS, os doentes com AC e RT e as doenças respiratórias são as condições mais frequentes. Deve ser obrigatória uma avaliação completa da história clínica dos doentes.

• Os indivíduos com doença periodontal destrutiva estabelecida e doença terminal têm uma prevalência aumentada de doenças sistémicas, mas podem não estar diretamente correlacionadas.

• Verificou-se que a hipertensão, a diabetes mellitus, as alergias a medicamentos, os distúrbios CVS, os doentes com CA e RT e as doenças respiratórias estavam significativamente correlacionados com a gravidade da doença periodontal no grupo etário dos 50-59 anos.

Os resultados deste estudo apoiam as conclusões de investigações anteriores que mostram que uma elevada percentagem de pacientes dentários tem condições médicas que podem afetar as decisões terapêuticas do clínico. Isto pode ser uma preocupação ainda maior para os pacientes periodontais, que parecem ter uma maior prevalência de doenças sistémicas do que os pacientes sem doença periodontal. A identificação de todos os factores de comprometimento médico passados e presentes nos doentes periodontais é essencial para o seu bem-estar total, bem como para os seus cuidados de saúde oral.

A maioria dos estudos realizados até à data não considerou todo o espetro de factores de confusão relevantes nem utilizou medidas precisas da gravidade da doença periodontal. Além disso, muitos dos estudos publicados não têm poder estatístico suficiente para associar de forma convincente a doença periodontal à doença sistémica.

São necessários futuros estudos epidemiológicos concebidos para avaliar o papel das condições e perturbações sistémicas na doença periodontal, em particular para aperfeiçoar a conceção experimental e a análise de dados; para identificar lacunas no conhecimento relativamente aos mecanismos dos factores que se sabe desempenharem um papel no aumento da suscetibilidade à doença periodontal.

Para delinear possíveis ligações causais entre as doenças periodontais e as doenças inflamatórias não orais, os estudos devem ser concebidos para testar especificamente a hipótese de associação entre o estado periodontal e as doenças não orais, e para validar se as associações são consistentes, fortes, específicas, cronologicamente corretas e biologicamente plausíveis.

Bibliografia

1. Slots J. e Kamma J. J. Risco da doença periodontal para a saúde geral. International Dental Journal 2001; 51; 417- 427

2. Lagervall M, Jansson L, Bergstrom J; Distúrbios sistémicos em pacientes com doenças periodontais. J. Clin Periodontol 2003; 30: 293- 299

3. Salomon Amar, Xiaozhe Han; The impact of periodontal infection on systemic Disease; Med Sci Monit, 2003; 9(12): RA291-299

4. Haffajee, AD, SS. Socransky. Agente etiológico microbiano de doenças periodontais destrutivas. Periodontal. 2000; 5:78-111.

5. Newman M Takei H, Kelokvld N, Caranza F. Clinical Periodontology. 10th Edition. WB Saunders Co. 2006;

6. Página RC. A Patologia da Doença Periodontal pode Afetar a Doença Sistémica Inversão de um Paradigma; Ann. Periodontal; 1998; 3; 108- 120

7. Raul I Garcia, Michelle M, Henshaw, Elizabeth A. Krall. Relação entre a doença periodontal e a saúde sistémica. Perio 2000 2001; 25: 21-36

8. Abdulla Al- Emadi, Nabil Bissada, Constantin Farah, Burton Siegel, Mohammaed. Doenças sistémicas em pacientes com e sem perda óssea alveolar. Quintessence Int 2006: 37: 761- 765

9. DF Kinane, GJ Marshall; Manifestação periodontal de doença sistémica; Australian Dental Journal; 2001; 46; (1); 2- 12

10. Brasher WJ, Rees TD. Condições Sistémicas na Gestão de Pacientes Periodontais. J Periodontol 1970; 41: 349- 352

11. Brasher WJ, Rees TD. Incidência de determinadas condições sistémicas em pacientes que se apresentam para tratamento periodontal. J Periodontol: 1974: 669- 671

12. Eggleston DJ. O valor de um questionário médico simples em medicina dentária. Aust Dent J

1977; 22: 160- 164

13. Andrija Bosnjak, Darije PlanEak, Zvonimir Curilovic Avanços na relação entre a periodontite e as doenças sistémicas. Ata Stomatol Croat, Vol. 35, 2001.267- 271

14. Salomon Amar, Xiaozhe Han. O impacto da infeção periodontal na doença sistémica, um artigo de revisão. Med Sci Monit, 2003; 9(12): RA291-299

15. Syrjanen J, Peltola J, Valtonen V, Kaste M, Huttunen JK, Infecções dentárias em associação com certos enfartes em homens jovens e de meia-idade. J Intern Med 1989; 225; 179-184

16. DeStefano F, Anda RF, Khan HS, Williamson DF, Russell CM. Doenças dentárias e risco de doenças coronárias e mortalidade. Br Dent J 1993; 306; 688- 691

17. Página RC. A patobiologia das doenças periodontais pode afetar as doenças sistémicas: inversão de um paradigma. Ann Periodontol 1998; 3; 108- 120

18. Lowe GD. Etiopatogénese da hemostase, trombose e doença vascular. Ann Periodontol 1998; 3; 121- 126

19. Mattila KJ, Nieminen MS, Valtonen VV, Rasi VP, Syajala Sl. Association between dental health and acute myocardial infarction. Br Med J 1989; 298; 779781

20. Genco RJ, Periodontal disease and risk for myocardial infarction and cardiovascular disease (Doença periodontal e risco de enfarte do miocárdio e doença cardiovascular). Cardio Rev Rep 1998; 19; 34- 40

21. Anthony M. Lacopino e Christopher W. Cutler. Relação Fisiopatológica entre Periodontite e Doença Sistémica: Conceitos recentes que envolvem os lípidos séricos. J Periodontol 2000; 71; 1375-1384

22. L. J. Cianciola, B. H. Park, E. Bruck, L. Mosovich, R. J. Genco. Prevalência da doença periodontal na diabetes mellitus dependente de insulina (diabetes juvenil) JADA; volume 104; maio de 1982; 653- 660.

23. William RC, Offenbacher S. Medicina Periodontal. Periodontol 2000 2000; 23: 9156

24. Gomerac B. e Wollard G. Infeção focal: Uma nova perspetiva sobre uma velha teoria. Medicina Dentária Geral 2004; julho-agosto 357-361

25. Slots J. e Kamma J. J. Risco da doença periodontal para a saúde geral. International Dental Journal 2001; 51; 417-427

26. Beck J. D, Slade G. e Offenbacher S. Oral disease, cardiovascular disease and systemic inflammation. Periodontolgy 2000; 2000; 23; 110- 120

27. Suomi JD, Horowitz HS, Barbano JP. Condições sistémicas auto-relatadas numa população de estudo adulta. J Dent Res 1975; 54: 1092

28. Nery EB, Meister Jr F, Ellinger RF, Eslami A, McNamara TJ. Prevalência de problemas médicos em pacientes periodontais obtidos de três populações diferentes. J Periodontol 1987; 58: 564- 568

29. Stephen T. Sonis, Robert Fazio, Ann Setkowicz, David Gottlieb, Carol Vorhaus. Comparação da natureza e frequência de problemas médicos entre pacientes de clínicas dentárias gerais, especializadas e hospitalares. Journal of Oral Medicine; abril-junho; 1983; volume 38; no. 2

30. Nelson L. Rhodus, James W. Little, M. Bashar Bakdash, Marry Lou Haider JADA, Volume 119, e setembro de 1989.

31. Nelson L. Rhodus, James W. Little, M. Bashar Bakdash, Marry Lou Haider. Implications of the changing medical profile of a dental school patient population JADA, 1989. Volume 119. 414- 416

32. Lawrence J. Emrich, Marc Shlossman e Robert J. Genco. Doença periodontal em diabetes mellitus não insulino-dependente. J Periodontal; 1991; 62; 123- 130

33. Mark E Peacock e Robert E. Carson. Frequência de condições médicas auto-relatadas em pacientes periodontais. J. Perio. 1995; 66; 1004-1007

34. James Beck, Raul Garcia, Gerardo Heiss, Pantel S Vokonas, Steven Offenbacher. Doença

periodontal e doenças cardiovasculares. J Periodontal 1996; 67; 1123- 1137

35. Mercado F, Marshall RI, Klestov AC, Bartold PM. Relação entre artrite reumatoide e periodontite. J. Clin Periodontal 2000; 27; 267-272

36. Frances M. Gordy, Ronald C. Le Jeune, Lynn B. Copeland. A prevalência da hipertensão numa população de pacientes de uma escola de medicina dentária. Quintessence Int 2001; 32; 691-695

37. Jansson L, Lavstedt S, Frithiof L, Theobald H. Relação entre saúde oral e mortalidade em doenças cardiovasculares. J Clin Periodontol; 2001; 28; 762- 768

38. K. Buhlin, A. Gustafsson, J. Hakansson e B. Klinge. Oral health and cardiovascular disease in Sweden (Saúde oral e doenças cardiovasculares na Suécia). J Clin Periodontal; 2002; 29; 254- 259.

39. Natalia Yudina Minsk. Correlação entre o estado dentário e as doenças cardiovasculares. OHDMBSC - 2003; 4; 6;4-7

40. TO. Georgio, RI Marshall, PM Bartold. Prevalência de doenças sistémicas em pacientes da clínica geral e periodontal de Brisbane. ADJ; 49; 4; 2004; 177-184

41. Takuya Miyawaki, Fusanori Nishimura, Atsushi Kohjitani, Shigeru Maeda, Hitoshi Higushi, Fumi Kita e Masahiko Shimada. Prevalência dos níveis de pressão arterial e doenças relacionadas com a hipertensão em pacientes dentários japoneses. Saúde dentária comunitária 2004; 21; 134- 137

42. M Soory. Gravidade da doença periodontal e doenças sistémicas prevalecentes numa área de captação de pacientes das Caraíbas. West Indian Med J 2007; 56 (2): 190- 193

43. Lalla E, Cheng B, Lal S, et al.A diabetes mellitus promove a destruição periodontal em crianças. J Clin Periodontal 2007; 34(4):294-298.

44. Yousef Saleh Khader, Oula Alsaeed, Samar Zaal Burgan, Zouhair Odeh Amarin. Prevalence of medical conditions among patients attending dental teaching clinics in north Jordan. J Contemp Dentl Pract, janeiro de 2007; (8)1:60- 67

45. Carin Starkhammar Johansson, Arina Richter, Asa Lundstrom, Helene Thostensson e Nils

ravald. Condições periodontais em pacientes com doença coronária: um estudo de caso-controlo. J Clin Periodontal; 2008; 35; 199-205.

46. Ulrika Stenman, Anette Wennstrom, Margareta Ahlqwist, Calle Bengtsson, Cecilia Bjorkeluna, Lauren Lissner e Magnus Hakeberg; Ata Odontologica Scandinavica; 2009; 67; 193- 199.

47. Rosamma Joseph, Rajaratnam Krishnan, Vivek Narayan. Maior prevalência de doença periodontal entre pacientes com doença renal pré-dialítica. Braz J Oral Sci.janeiro/março 2009 - Volume 8, Número 1

48. Rothwell PS, Wragg KA, Assessment of the medical status of patients in general dental practice. Um estudo comparativo de um questionário e de um inquérito verbal. Br. Dent J 1972; 133; 252- 255.

49. Scully C, Boyle P, Reliability of self- administered questionnaire for screening for medical problems in dentistry. Community Dent Oral Epidemiol 1983; 11; 105108

50. Dunne SM, Clark CG. A identificação do paciente clinicamente comprometido na prática dentária. J Dent 1985; 13; 45- 51

51. Ho AW, Grossi SG, Dunford RG, Genco RJ. Fiabilidade de um questionário de saúde auto-referido num estudo periodontal. J Periodontal Re 1997; 32: 646- 650

52. Brady WF, Martinoff JT. Doença sistémica passada e presente diagnosticada em pacientes dentários. Gen Dent 1982; 30: 494- 499

53. Rams TE, Babalola OO, Slots J. Ocorrência subgengival de bastonetes entéricos, leveduras e estafilococos após terapia sistémica com doxiciclina. Oral Microbiol Immunol 1990;5:166- 168

54. Helovuo H, Hakkarainen K, Paunio K. Changes in the prevalence of subgingival enteric rods, yeasts and staphylococci after after treatment with penicillin and erythromycine. Oral Microbiol Immunol 1993;8: 75- 79

55. Fuxench-Lopez Z, Ramirez-Ronda CH. Flora faríngea em pacientes alcoólicos ambulatoriais. Prevalência de bacilos Gram-negativos. Arch Intern Med 1978; 138: 18151816

56. Komiyama K, Tynan JJ, Habbick BF, Duncan DE, Liepert DJ. Pseudomonas aeruginosa na cavidade oral e na expetoração de pacientes com fibrose quística. Oral Surg Oral Med Oral Pathol 1985; 59: 590- 594

57. Kinane DF, Lowe GD. Como a doença periodontal pode contribuir para a doença cardiovascular. Periodontologia 2000 2000; 23:121- 6

58. Glavind, L & Attstrom, R. Auto-exame periodontal. Uma ferramenta motivacional em periodontia. J Clin Periodontol 1979; 6: 238- 251

59. Oksas RM. Estudo epidemiológico de potenciais reacções adversas a medicamentos em medicina dentária. Oral Surg Oral Med Oral Pathol 1978; 45: 707- 713.

60. Klock, K. S & Haugejorden, O. Razões primárias para a extração de dentes permanentes na Noruega: alterações de 1968 a 1988. Comunidade de Odontologia e Epidemiologia Oral. 1991; 19: 336- 341

61. Holmstrup P, Poulsen AH, Andersen L, Skudbol T, Fiehn NE. Infecções orais e doenças sistémicas. Dent Clin North Am 2003; 47: 575- 598

62. Angeli F, Verdecchia P, Pellegrino C et al. Associação entre doença periodontal e massa ventricular esquerda na hipertensão essencial. Hypertension 2003; 41: 488- 492

63. Bergstrom J, Eliasson S & Dock J. A 10 year prospective study of tobacco smoking and periodontal health. J Periodontal 2000; 71: 1338- 1347

64. Feldman R. S, Alman J. E & Chauncey H.H. Índices periodontais e tabagismo em homens idosos saudáveis. Gerodontia 1987; 1: 43- 46

65. Bergstrom J, & Preber H. O consumo de tabaco como fator de risco. J Periodontal 1994; 65: 545-550

66. Fundamentos da Medicina Dentária Preventiva e Comunitária. Soben Peter. 3rd edition. Publicação Arya. 154- 156.

Anexos

Anexo 1

Questionário de saúde

Nome;

Idade; Sexo

Ocupação N.º de OPD

Endereço;

Tem antecedentes de alguma das seguintes doenças (assinale sim ou não)

Sl. Não.	Condições sistémicas	Sim	Não
1	Diabetes		
2	Epilepsia		
3	Doenças respiratórias		
4	Hipertensão		
5	Doenças CVS		
6	Doenças do fígado		
7	Doenças do sangue		
8	Doenças renais		
9	Cancro e radioterapia		
10	Perturbações psiquiátricas		
11	SIDA/VIH		
12	Doenças ósseas		
13	Problemas gastro-intestinais		
14	Doenças sexualmente transmissíveis		
15	Alergia a medicamentos		

Tem algum outro problema de saúde não mencionado acima?

Sinal do doente

Anexo 2

Formulário do historial do caso

Nome;

Idade; **Sexo**

Ocupação **N.º de OPD**

Endereço;

Queixa principal:

História da doença atual:

História dentária anterior:

História médica anterior:

Exame físico geral:

Exame intra-oral:

Número de dentes presentes:

Dentes cariados:

Mobilidade:

Manchas e cálculo:

Diagnóstico provisório:

Investigações:

Diagnóstico final:

Plano de tratamento:

Anexo 3

Lista de figuras

Anexo 4

Lista de quadros

19. Comparação da prevalência de doenças gastrointestinais entre casos e controlos

20. Comparação da prevalência de doenças ósseas entre casos e controlos

21. Comparação da prevalência de doenças respiratórias entre casos e controlos

22. Comparação da prevalência de epilepsia entre casos e controlos

23. Comparação da prevalência de doenças do sangue entre casos e controlos

24. Comparação da prevalência de doenças hepáticas entre casos e controlos

25. Comparação da prevalência de perturbações psiquiátricas entre casos e controlos

26. Comparação da prevalência da SIDA/HIV entre casos e controlos

Anexo 5

Lista de gráficos

19. Comparação da prevalência de doenças do sangue entre casos e controlos

20. Comparação da prevalência de doenças hepáticas entre casos e controlos

21. Comparação da prevalência de perturbações psiquiátricas entre casos e controlos

22. Comparação da prevalência da SIDA/HIV entre casos e controlos.

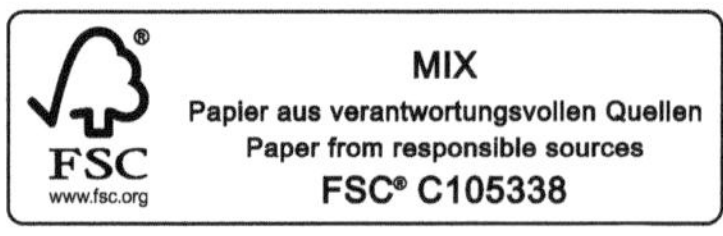

Printed by Books on Demand GmbH, Norderstedt / Germany